Prefácio 1

Prezados leitores, desde o início deste livro, percebe-se, por meio das palavras escritas, a narrativa de vida do autor, que demonstra entrega total de sentimentos, fatos e conflitos da vida diária.

No mundo atual, em que as mídias sociais vendem o sucesso e a perfeição em detrimento da "fama", evidenciar nossas falhas e fraquezas denota genuína intenção em demonstrar que, apesar da área médica, aplicamos as teorias na prática chamada VIDA.

Sempre acreditei em pessoas que demonstram autenticidade sem máscaras. Tínhamos aulas on-line ao vivo durante meu curso em que Marcius foi aluno e ele não perdeu uma aula sequer; nos grupos de WhatsApp, sempre estava lá, ajudando as pessoas, disponível a servir.

Em todos os capítulos deste livro, descreveu com maestria partes de sua vida, abrangendo corpo e mente, as relações e muitas sugestões de tratamento, que servirão ao leigo e ao profissional. Esta é uma obra riquíssima em conteúdo, recheada de competência e muito amor à profissão e ao ser humano.

Muitos desejam servir em suas profissões, mas poucos o fazem verdadeiramente e de coração. Então, quando recebi o convite para deixar minha impressão sobre este livro, digo sem hesitar: conheço bem a intenção do ser humano e autor desta obra, pois acompanhei seus passos até aqui. Aproveitem!

Prof. Dr. Afonso Shiguemi Inoue Salgado

Prefácio 2

"Pelos seus frutos vocês os reconhecerão. Alguém pode colher uvas de um espinheiro ou figos de ervas daninhas? Semelhantemente, toda árvore boa dá frutos bons, mas a árvore ruim dá frutos ruins. Uma árvore boa não pode dar frutos ruins, tampouco uma árvore ruim pode dar frutos bons." (Mateus 7:16-18 NVI)

Verdades complexas ditas de forma simples. Esta passagem registrada nas Escrituras Sagradas traz uma ilustração muito próxima de como vejo o querido autor desta obra. Se você está lendo este prefácio, é importante saber que isso só é possível pelas qualidades pessoais de Marcius, reveladas nos bastidores da confecção deste livro.

Afinal, o que acontece nos bastidores de um espetáculo diz muito mais sobre a realidade de uma pessoa do que aquilo que a plateia vê acontecer sobre o palco. Percebam que sempre utilizo a analogia do mundo do espetáculo, por ser o universo que me deu a autoridade e o privilégio de ser o eterno pioneiro em desenvolver a arte e o empreendimento do ilusionismo desde 1990 aqui no Brasil. Foi nesse período que adquiri a mentalidade ilusionista estratégica, criando projetos por mais de três décadas e vivenciando 100 mil horas de atendimento ao cliente. Sem planejar, acabei me tornando um especialista em analisar o comportamento humano e treinar equipes para enfrentarem o "impossível".

Eu me senti muito honrado ao ser convidado pelo Marcius para escrever seu prefácio. E o que determinou a transformação desta ideia do autor, de que eu compartilhasse o que tenho no coração neste texto, em uma realidade palpável, foram sua paciência, persistência e fé, demonstradas nos bastidores que ninguém vê.

É assim que vejo também o resultado desta obra, que começou com um conjunto de ideias, pesquisas e compartilhamento de experiências pessoais reunidas de forma perseverante e diligente, e acabou se materializando neste livro que hoje chega às mãos do leitor. Percebe-se, em cada capítulo, a mentalidade do autor de fazer o melhor, com todas as qualidades nobres do ser humano Marcius. Deste modo, você, leitor,

MARCIUS R. ULBRECHT

A FÓRMULA DO MILAGRE

Os pilares para uma vida plena!

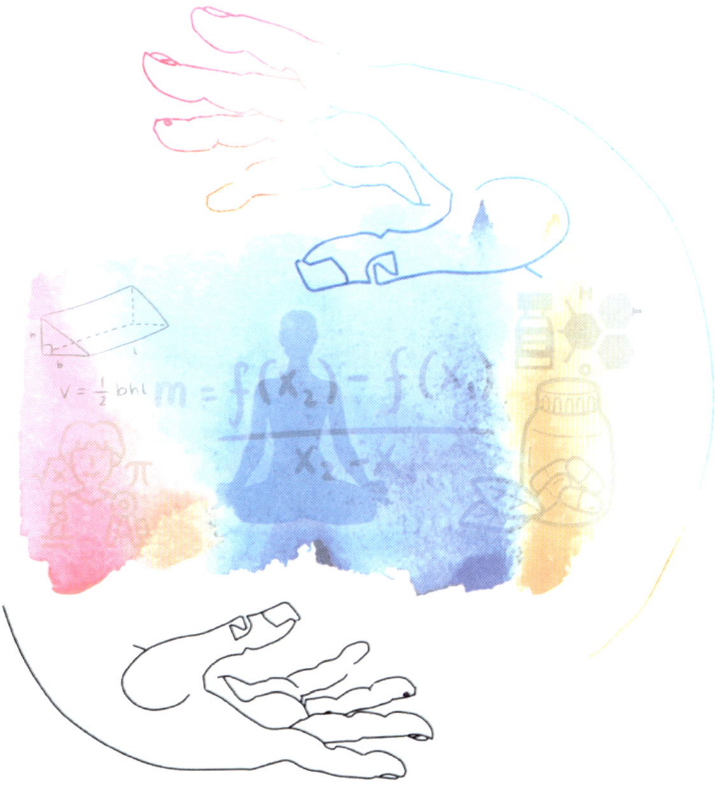

DESCUBRA OS SEGREDOS DO EQUILÍBRIO FÍSICO E MENTAL EM UM GUIA QUE MUDARÁ PARA SEMPRE SUA VISÃO SOBRE O SER HUMANO E SOBRE O SEU PRÓPRIO CORPO.

Literare Books
INTERNATIONAL
BRASIL · EUROPA · USA · JAPÃO

Presidente do conselho:
Maurício Sita

Presidente:
Alessandra Ksenhuck

Vice-presidentes:
Cláudia Pires e Julyana Rosa

Diretora de projetos:
Gleide Santos

Coordenadora editorial:
Amanda Moura

Assistentes editoriais:
Emerson Xavier e Júlia Almeida

Capa:
Marjorie Gonçalves de Souza Comparim

Projeto gráfico e diagramação:
Gabriel Uchima

Ilustrações médicas:
Candido Ferreira

Ilustrações de IA:
Bing

Revisão:
Letícia Pataquine e Letícia Nakamura

Impressão:
Printi

Dados Internacionais de Catalogação na Publicação (CIP)
(Câmara Brasileira do Livro, SP, Brasil)

Ulbrecht, Marcius
A fórmula do milagre : os pilares para uma vida plena! / Marcius Ulbrecht. -- 1. ed. -- São Paulo : Literare Books International, 2025.

ISBN 978-85-9455-327-0

1. Corpo e mente 2. Emoções - Aspectos fisiológicos 3. Emoções - Aspectos psicológicos 4. Qualidade de vida 5. Saúde emocional I. Título.

24-240472 CDD-158.1

Índices para catálogo sistemático:

1. Corpo e mente : Equilíbrio : Psicologia aplicada 158.1

Eliete Marques da Silva - Bibliotecária - CRB-8/9380

Literare Books International.
Alameda dos Guatás, 102 – Saúde – São Paulo, SP.
CEP 04053-040
Fone: +55 (0**11) 2659-0968
Site: www.literarebooks.com.br
E-mail: literare@literarebooks.com.br

MISTO
Papel | Apoiando o manejo florestal responsável
FSC® C196274

compreenderá com clareza os ensinamentos técnicos transmitidos através de uma visão muito pessoal, mas sempre com a fé de que cada palavra faça verdadeira diferença para quem deseja aprender e aplicar estes ensinamentos na própria vida e na vida do próximo.

Desejo que Marcius possa, em cada obra a partir desta, revelar a sua essência, replicando a transformação que já vive no seu dia a dia. Deus o abençoe sempre com mais sabedoria e humildade, tornando possível mais e mais livros que levem as pessoas rumo a uma jornada plena, próspera e com propósito.

Issao Imamura,
Conferencista, palestrante e especialista em Ilusionismo Estratégico.

Agradecimentos

Meus sinceros agradecimentos a Deus Pai – O Grande Arquiteto da vida e do mundo – pelo dom da vida e pela trilha que me foi dada a percorrer. Foi sofrida, porém, entendida. Agradeço a todos os familiares, mas em especial à Dona Maria José (minha amada mãe), ao Sr. Artur (meu amado pai), às minhas irmãs, Lais e Helena; à minha sogra Rozeli e ao sogro Mogar; aos meus cunhados e cunhadas, aos sobrinhos Lucas, Davi, Heitor, Heloisa e Beatriz. Não poderia deixar de mencionar as minhas avós Marina (*in memoriam*) e Terezinha (*in memoriam*) e meus avôs Arthur (*in memoriam*) e Jaime.

Estendo meus agradecimentos à minha afilhada Camila (Cacau); aos amigos Leandro Honório (Limão), Ricardo Honório (o cara), Priscila Honório (Coruja), Hugo Carneiro, Tata Marques, Kurt, Humberto Pauli, Diego Aydos, Alexandre Jazbik, Manoel Henrique, Manoel Tenório (Neto), Renato Miranda, Carlos Resquim (Saca) e a todos que fizeram parte da minha adolescência; a Patricia Francalino, Greciani Borin e Ana Cláudia Buhler ("A nossa turma" e parceiras de faculdade); ao Prof. Dr. Fernando Ferrari (orientador de monografia) e Prof. Dr. Carlos Ruas, que junto à Dra. Marcilene Issa, me deu as primeiras oportunidades profissionais. Por meio deles, saúdo todos os mestres que tive na vida acadêmica e profissional. Agradeço ao Dr. Railson, um cara exemplar e de um coração enorme; ao Dr. João Batista; Dr. Rômulo Kuroda; Dr. Davidson Vincoletto, Dr. Ricardo Bomussa e Dr. Edson Abrão; a todos os fisioterapeutas, enfermeiras(os) e técnicos de enfermagem pelos anos de convivência na UTI pediátrica da Santa Casa de Campo Grande – MT, e, por meio deles, saúdo a todos os amigos e irmãos que fiz nestes vários anos de trabalho hospitalar.

Não posso deixar de fora deste agradecimento o Prof. Ph.D. Afonso Salgado por ter mudado a minha vida e a forma como via a fisioterapia. Sempre nos ajudando com seus conhecimentos e palavras. Obrigado pelo prefácio neste livro. A Issao Imamura, o maior ilusionista do Brasil, por ter sempre me encantado com suas mágicas espetaculares, fazendo brilhar meus olhos durante a adolescência e por ter me dado a enorme honra de tê-lo em meu livro, em um prefácio simplesmente mágico.

A Lorimar Comparim, Mariluce Comparim, Marjorie Comparim e Marcela Comparim (*in memoriam*) por terem aberto a porta de sua casa, me acolhendo não apenas como profissional, mas também como família. Os ensinamentos e tudo que passamos até hoje me engrandeceram como profissional, mas principalmente como ser humano. Sou eternamente grato! Através deles quero abraçar e agradecer a todos os pacientes que passaram por minhas mãos (e seus familiares); desde o início, todos foram especiais. Tivemos derrotas, sim, nem tudo é do jeito que queremos, mas tivemos muitas vitórias pelo caminho. Agradeço pela existência de cada um.

E por último e mais especial, à minha esposa Marlice Ulbrecht, que me deu dois filhos espetaculares, Guilherme (Guiga) e Gustavo (Gugu), vocês são a cereja que Deus colocou no "bolo" da minha vida. AMO VOCÊS MAIS DO QUE O UNIVERSO... Obrigado por estarem todos comigo nesta caminhada...

SUMÁRIO

CAPÍTULO 1

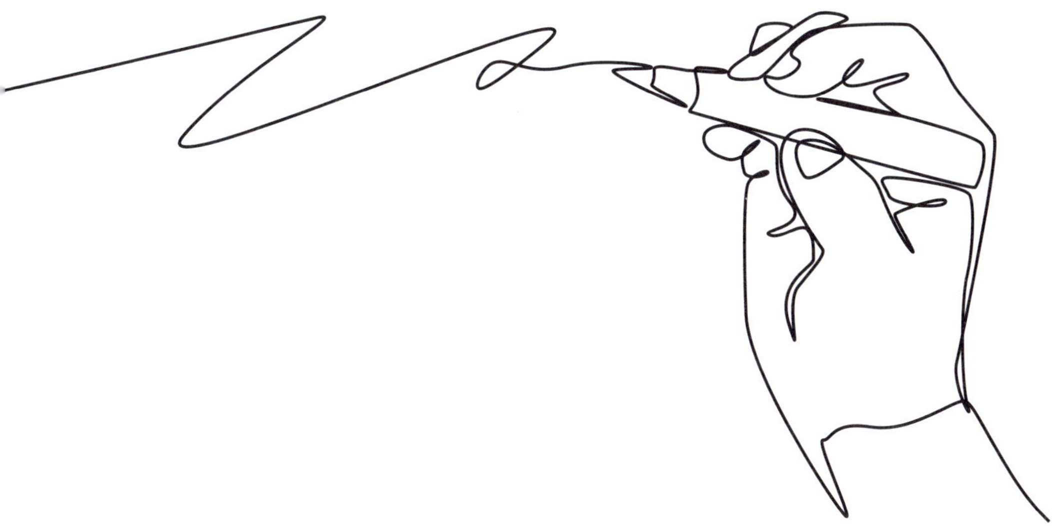

Capítulo 1

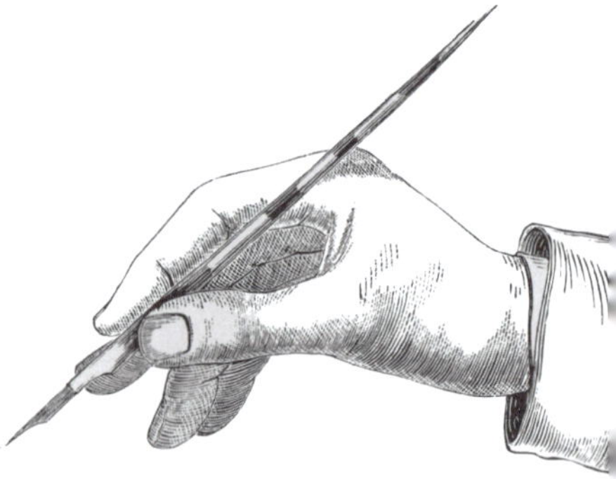

O início

Não poderia iniciar este livro de outra forma, afinal, o que vou contar aqui nada mais é que um pedaço da minha história. Sou fisioterapeuta, formado em 1998, nascido em 30 de outubro de 1977, em Campo Grande – MS. Trabalho atualmente com a saúde do corpo e da mente, utilizo técnicas como hipnoterapia OMNI, microfisioterapia, fisioterapia integrativa com laser, LED, suplementações, mobilizações neurais e do sistema nervoso autônomo (SNA), liberação miofascial, acupuntura, psicanálise, terapia manual, dentre outras. Transformo vidas de pessoas com depressão, ansiedade, síndrome do intestino irritável e dores crônicas, como a fibromialgia. **MAS NEM SEMPRE FOI ASSIM!**

Vivenciei no corpo e na mente todos os transtornos que hoje trato, não conseguia dormir e não queria acordar. Rastejava meu corpo e minha alma durante os dias que passavam, cada vez mais pesados. Até que, um dia, ao ver a perda ao aceitar viver dessa forma (família e amigos estavam distantes), decidi juntar o que me restava de força e agi para mudar a direção deste jogo. **FOI A VIRADA DA CHAVE** e a mudança de que precisava.

Sempre busquei como me entender como pessoa; sendo parte de uma sociedade maluca e doente, eu buscava me entender e me encontrar. Sabia que a maior batalha era contra mim mesmo.

Quando criança, adorava histórias de anjos e sobre o universo. Queria saber da nossa essência como seres vivos e por que éramos tão diferentes dos animais (pelo menos era o que eu achava). Doce ilusão! Fui coroinha na Igreja Católica, participei de retiros. Quando estava no ensino médio, resolvi fazer um curso de teologia para entender melhor a Deus e, talvez, encontrar o meu caminho. Namorei, sofri por amor, mas também fui feliz e sou realizado hoje.

Sempre me achei diferente de tudo e de todos e buscava agir da maneira mais correta possível. Talvez este tenha sido o meu maior erro: buscar agradar a todos à medida que eu mesmo me colocava em segundo plano. Eu achava isso normal; quando era criança, sempre quis impressionar as pessoas, era competitivo, detestava perder. Sempre achei que isso fosse natural. Sou filho de pais maravilhosos, que sempre me deram tudo o que podiam. E quando digo "tudo o que podiam", era tudo mesmo.

Lembro quando pedia algum brinquedo; sempre ganhava o similar. Meus amigos tinham Maximus e Colossus (carrinhos de controle remoto da época); eu ganhara outro, mais simples, porém não deixei de ganhá-lo. Para mim estava tudo bem, afinal, meus pais me deram o máximo que podiam na época. Mas cresci assim e aprendi que, se eu quisesse algo, receberia o similar sempre. Eu acreditava que aqui na Terra eu estava para servir e não ser servido. E, analisando hoje a minha vida, vejo que sempre tive esse gatilho, em todas as áreas.

Estudei em uma escola católica; na época, uma das melhores da cidade, sempre busquei me posicionar bem e achava que era para ser assim. Mas hoje, ao analisar e relembrar várias histórias, percebo que vivia em um padrão de aprovação. Eu sentia a necessidade do elogio, fosse pelos professores, pelos colegas ou até mesmo pela família. Quando estava no ensino fundamental, sempre fazia as vontades dos amigos; cresci deixando minhas vontades de lado por medo de não ser aceito ou querido por quem estivesse ao meu lado.

Abria mão das brincadeiras, precisava da aprovação e do retorno das pessoas sobre tudo. Eu jogava futebol como goleiro, afinal, meus amigos detestavam, e se eles detestavam, eu podia fazer aquilo para agradar a todos. Na época não pensava assim, mas hoje analiso a situação de outra forma.

Quando brincava, queria me destacar. As brincadeiras de queimada viravam uma disputa emocionante, o brincar de esconde-esconde me fazia "sumir" (o que não era difícil, pois era muito magro mesmo, hahaha). Para mim, tudo isso era apenas resultado das disputas normais da vida. Queria ser o melhor aluno, o melhor amigo, o melhor filho, e essa mentalidade se estendeu para a vida acadêmica e profissional, buscando sempre aprovações. Até aí, tudo normal, né? Pelo menos era assim que eu pensava.

Na adolescência, sempre me dediquei às amizades, aos desenhos – sim, eu desenhava (Fig. 01) e aos estudos. Praticava esportes, não importava qual, embora gostasse de vôlei e futebol, não bebia (teve épocas em que eu bebia apenas suco e água) e não fumava; era realmente "geração saúde".

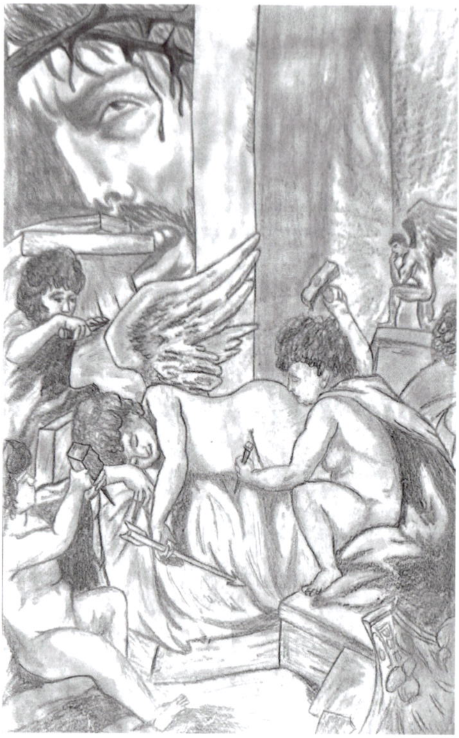

**Fig. 01 – Um dos meus desenhos:
era uma forma de expressar tudo o que sentia.**

Fiz retiro na escola, que na época se chamava "jornada"; buscava o equilíbrio físico e emocional. E foi devido à proximidade com Deus que escolhi a profissão que seguiria: a fisioterapia.

Foi lendo o *Guia do estudante*, publicação que falava de todas as profissões, que conheci a fisioterapia, a "profissão do futuro". Era um curso novo na faculdade local e eu seria, em breve, um estudante de fisioterapia da segunda turma. Afinal, Deus me deu o caminho e meu coração me guiou.

Prestei vestibular e consegui a vaga; era Deus guiando meus passos. Nunca fui uma pessoa fácil de lidar, era empolgado e acreditava que meus pensamentos constituíam uma verdade absoluta. Um grande erro justificado pela imaturidade. Na faculdade, já sentia os efeitos disso, cheguei ao ponto de "bater de frente" com o coordenador do curso em vários momentos (e olha que ele era o orientador da minha monografia). Não fiz por mal, apenas acreditava que o "meu certo" deveria ser o "certo dos outros", mesmo que eles não concordassem. Eu não tinha medo de nada, me posicionava e pronto. Mas, seguindo assim, fui até o fim e me formei em dezembro de 1998.

Quando comecei a trabalhar, no mesmo mês que me formei, atendia em duas clínicas. Não queria trabalhar em hospitais nem com pediatria. Meu foco era outro; queria ser mais, fazer o meu nome. Mas, em uma das clínicas que atuava, fui direcionado a trabalhar em um hospital. "Pior" que gostei e comecei a mudar os planos, passei a ver hospitais como uma nova oportunidade.

Em setembro de 1999, a vida mostrou que não seria tão fácil: fiz uma prova para entrar na Santa Casa de Campo Grande, passei, e houve uma retaliação pelos "profissionais antigos". Já no novo local de trabalho, eu e os outros "novos" funcionários chegamos a ouvir que "não éramos bem-vindos". Eu, como sempre, batia de frente para mostrar o meu melhor.

Passei por todos os setores da linha adulta do hospital, afinal, eu "não queria pediatria". Decidi montar a minha clínica, focada no público adulto. Assim o fiz, com a ajuda de alguns sócios, e dividia o tempo entre a clínica particular e o hospital. Mas a clínica não durou sequer dois anos: falimos, fechamos e lá estava eu, decidido a ficar apenas trabalhando em hospitais. E essa foi a primeira "pegadinha" da vida: quando percebi, eu estava fazendo aquilo que não queria: TRABALHAVA SÓ EM HOSPITAIS e na pediatria, e permaneci assim até 2009.

Eu não suportava a ideia de passar tempo sozinho, amava a "companhia" de todos; até quando meus amigos falavam que não tinham dinheiro, eu fazia questão da presença deles! Chegava a pagar a conta para eles saírem comigo. Mas para mim era normal ser assim, na minha cabeça sempre vinha a frase: "Dinheiro não é tudo na vida, mas a amizade sim". Não me importava com o pagamento, desde que não ficasse sozinho. Mas, hoje, entendo que isso foi loucura, pois eu PAGAVA pelas minhas amizades, sempre, da maneira que fosse. Ou eu fazia de tudo, ou era o amigo fiel, ou pagava pelas saídas com eles. Porém, tudo não passou de ilusão, uma farsa criada pela minha mente, que me fazia acreditar que esse era o jeito certo de agir. Mas tudo bem, eu era assim, original, único, cheio de personalidade...

Assim se passou boa parte da vida. E isso me levou a fumar; o fato de permanecer sozinho me causava ansiedade, e o cigarro era minha companhia. Foi quando, na profissão, tive o prazer de reencontrar a pessoa que se tornaria minha esposa, a mãe dos meus dois filhos. Que mundo louco! Eu havia estudado com ela no terceiro ano do ensino médio e, juro, nem pensava que construiríamos, anos depois, o meu maior tesouro: a minha família, que ficou ainda mais completa com os meus dois filhos, Guilherme e Gustavo. Namoramos por pouco tempo, então resolvemos nos casar em 11 de dezembro de 2003 e seguir uma nova jornada, que hoje está perto dos 20 anos de união, com "altos e baixos", como qualquer relacionamento.

Falo até hoje que a família me salvou e me manteve vivo até agora; é por eles que luto com unhas e dentes todos os dias.

Quando meu filho mais velho nasceu, senti medo, insegurança, até mesmo certo pavor, afinal, não poderia mais cantar aquela parte da música do IRA "... se meu filho nem nasceu, eu ainda sou um filho..." (risos). O medo do que viria adiante estava mais presente, e **EU CONTINUAVA ME COBRANDO A PERFEIÇÃO EM TODAS AS AÇÕES**. Queria ser um pai melhor do que o meu foi para mim, apesar de o meu pai ser perfeito, mas eu teria que ser melhor; dar as melhores condições de vida. Trabalhava em excesso: de manhã, à tarde, à noite, aos fins de semana e feriados, pois lidava com FISIOTERAPIA INTENSIVA, dentro de UTI e na PEDIATRIA, ou seja, tudo que um dia afirmei que nunca faria (risos). Mas aquela era a minha vida... e não estava conseguindo chegar aonde queria. Parecia que sempre algo me derrubava e puxava para baixo.

Dediquei-me a cada paciente como se fossem meus filhos, abraçava as famílias como se fossem a minha. Mas, financeiramente, estava mal, pagava apenas as contas, nunca sobrava dinheiro. Como dizem, "vendia o almoço para comprar a janta". E olhe que naquele momento já tinha quatro especialidades (acupuntura, terapia manual, fisioterapia hospitalar e fisioterapia intensiva pediátrica), além de cursos para atendimento de pacientes neuromusculares. Aliás, foi por causa dos pacientes com amiotrofia espinhal (AME) que tive as maiores perdas e os maiores aprendizados. Eles me fizeram crescer de verdade, aprendi a ser humilde e a ver que a "minha verdade" não era a única verdade, ou melhor, aprendi que não existia a verdade absoluta. **Agradeço a cada paciente por ter permitido que eu fizesse parte da sua história e da sua vida.**

Mas em um momento, devido ao exagero de trabalho, do exagero da cobrança, da busca incessante em ser o melhor na área, a "conta" chegou. Comecei a apresentar sintomas de BURNOUT: a famosa doença do cansaço crônico chegou até mim. A FIBROMIALGIA, tão comum nos dias de hoje, também me acometeu, além da disbiose intestinal, oscilando entre diarreias e constipação. Foi então que fui aconselhado por amigos médicos a **"tirar o pé do acelerador para não fundir o motor"**, eu estava pisando fundo, mas com o freio de mão puxado. A partir daí, comecei a pedir para Deus um novo caminho. Foi quando decidi virar CORRETOR DE IMÓVEIS, em 2009, uma carreira que não tinha nada a ver com o que eu fazia, mas a ideia era essa mesmo: fazer algo totalmente diferente da minha rotina de estresse...

Segui o caminho por alguns anos, deixei de trabalhar em alguns hospitais. Fiquei apenas na minha querida Santa Casa de Campo Grande; amava estar lá. Trabalhava no hospital toda manhã e à tarde me dedicava à minha nova função, vendendo imóveis, e direcionei-me a isso. Assim, entre 2009 e 2015 ocorreram minhas maiores vitórias e derrotas.

Tive perdas financeiras novamente, mas o que mais pesou foram as perdas de pacientes. Eu sofria junto às famílias, ficava sem dormir, comia mal, me cobrava internamente **achando sempre que eu poderia ter feito algo a mais** para mudar aquelas histórias. E como tudo que eu fazia era intenso, me sobrecarreguei novamente. Ajudei amigos na construção dos *seus* sonhos, já que era uma forma de "tirar meu pensamento" das perdas dos pacientes/amigos que havia feito nos hospitais. Concentrei a minha vida e minha renda nisso, porém, mais uma vez, parecia que as realizações financeira e profissional não eram para mim.

Entre 2014 e 2015, tudo estourou de vez: a crise imobiliária chegava ao Brasil, os preços dos imóveis começaram a cair, os investimentos diminuíram, as construções pararam, o mercado imobiliário sofreu muito. Assim, minha renda caiu, tudo que havia construído não tinha mais apoio e passou a ruir. E adivinhem em quem coloquei a CULPA? Em mim mesmo! Algo dentro de mim me falava que não era para eu conseguir mesmo, que era para permanecer ali: no fundo do poço. E lá estava eu, no meio do furacão, com medo e, a partir desses fatos, o "MEU BURNOUT" mudou de nome: passou a se chamar "MINHA DEPRESSÃO".

Sim, este foi o diagnóstico do psiquiatra. Eu estava deprimido, com todos os sintomas prestes a explodir. Eu não me abria com ninguém, precisava me mostrar mais forte para o mundo, e assim tudo piorou e ficou mais intenso. Dores de cabeça constantes, fibromialgia, síndrome do intestino irritável, insônia, dor na coluna, sonolência diurna, cansaço excessivo, irritabilidade, desânimo, vontade de sumir… A minha vida não fazia sentido, cheguei a pensar que eu não era útil, meu casamento foi abalado, meu desempenho profissional caiu, eu praticamente apenas existia, em vez de viver… A bebida foi um escape, o cigarro voltou em determinados momentos, estava me punindo aos poucos. Foi quando meu filho, então com dez anos, perguntou para mim se eu ia morrer; afinal, ele via que a depressão mata. Foi um tiro certeiro que ele (meu salvador) deu sem saber!

A pergunta ecoava na minha mente desde aquele dia e, a partir dali, comecei a minha jornada rumo à superação; foi a partir dali que **resolvi mudar o rumo da minha história**. Afinal, como eu poderia permitir que isso me derrubasse? Como eu, um profissional da saúde com diversas especializações, poderia permitir isso? Sempre pensei: "Se a mente cria, a mente cura". **MAS COMO FAZER?**

Comecei uma jornada de leituras e estudo, buscando novas terapias e tratamentos; eu não podia aceitar tudo aquilo. Então, reencontrei algo que sempre amei quando criança – a HIPNOSE. Durante uma festa, vi uma pessoa fazendo a tal "hipnose de entretenimento": as mãos coladas, esquecer nome etc. Veio a mim uma vontade de buscar esse tratamento, comecei a ler sobre a hipnoterapia e seus resultados nos transtornos da mente e do corpo, e pensei comigo: **ISSO VAI ME AJUDAR**. Fui atrás de artigos sobre o assunto, busquei as melhores formações e resolvi fazer o curso pela OMNI, uma das maiores e melhores escolas de hipnoterapia do mundo, com um protocolo de atendimento certificado pelo ISO 9001. SIM! ESTAVA DECIDIDO, ERA O QUE MUDARIA A MINHA VIDA.

Fiz o curso e me entreguei de corpo e alma. Durante o curso, fui escolhido para receber o tratamento e, mais uma vez, Deus me mostrou que, além de receber o tratamento, eu poderia ajudar muitas pessoas que sofriam com os mesmos problemas que eu.

Comecei logo os atendimentos com a hipnoterapia associada à terapia manual e à acupuntura. Mas ainda não me sentia completo, sentia que faltava algo. Foi quando, no meio dos estudos, me aprofundei sobre a microfisioterapia, uma técnica da fisioterapia que foi desenvolvida a partir dos anos 1980, na França. Existiam vários artigos ligando a técnica com tudo que eu sentia, afinal, a mente já era outra, mas o corpo ainda não.

Resolvi fazer o curso e aprimorar ainda mais o "meu" tratamento e o quanto eu tinha a oferecer às pessoas. Já me sentia mais completo para ajudar, mas percebi que ainda faltava uma perna, precisava fechar o ciclo de tudo que sentia, e aí veio a fisioterapia integrativa, e o método escolhido foi o do Dr. Afonso Salgado, pessoa que aprendi a admirar, um estudioso, Ph.D., fisioterapeuta e também nutricionista. Ele trouxe uma nova visão ao meu mundo, associou técnicas de fotobiomodulação (laser, LEDs) com a regulação do sistema nervoso autônomo (SNA – aquele que regula batimento cardíaco, temperatura, movimentos de órgãos internos como intestino, por exemplo) e suplementação de livre prescrição.

E nessa especialização vi que de nada adianta tratar as "informações" do corpo e da mente se o corpo está sobrecarregado e inflamado. Em outras palavras, o corpo não tem energia para promover a autocura. Agora, sim, o meu tratamento estava embasado por técnicas que fechariam o cerco a todos os sintomas. Aprendi a tratar a causa de tudo e não somente um pedaço, aprendi a tratar o ser humano como um todo, enfim, CORPO-MENTE-ALMA alinhados novamente. Falarei mais sobre as técnicas e como venci essa batalha no decorrer deste livro.

O mais importante já estava claro para mim, a depressão e todos os sintomas associados que ela provoca não venceriam a batalha. A partir daí, a minha visão e a minha vida mudaram.

Eu tinha em mãos várias ferramentas que me auxiliariam nessa nova fase da vida. Nos próximos capítulos abordarei a depressão e seus sintomas não apenas com uma visão profissional e científica, mas também com a visão de quem sentiu na pele todos os problemas que a doença do século pode trazer.

Hoje, aos 45 anos, entendo que tudo isso foi necessário para me fazer mais humano, mais leve e para levar a vida de outra forma. Agradeço a Deus por todas as vitórias, mas principalmente as derrotas, as quais me ajudaram a moldar a pedra bruta interior e a me dedicar de corpo e alma ao que faço hoje: TRANSFORMAR VIDAS, uma MISSÃO DE DEUS! E através deste livro pretendo passar para você um pouco do que entendi, as técnicas e os exercícios que usei, mostrando o caminho que percorri para que meu corpo transformasse a DOR na minha maior FORÇA...

Mente e corpo trabalhando juntos novamente.

VALE A PENA A LEITURA!

CAPÍTULO 2

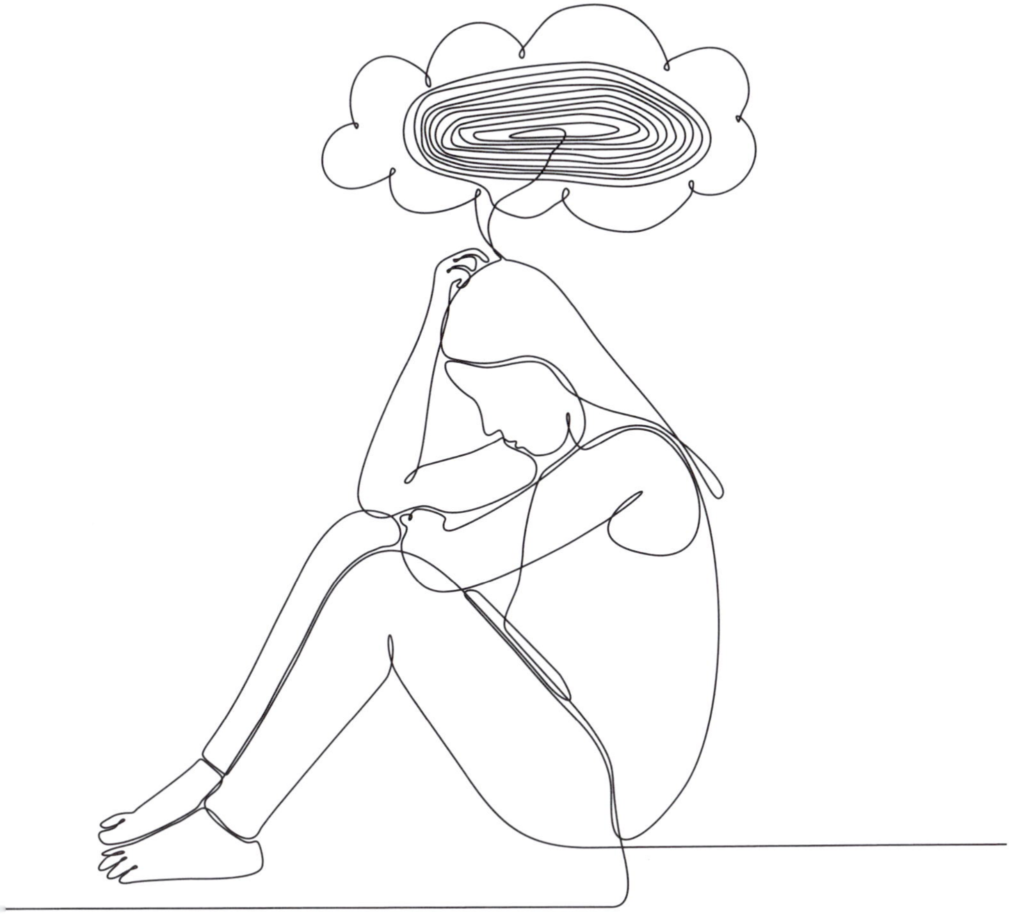

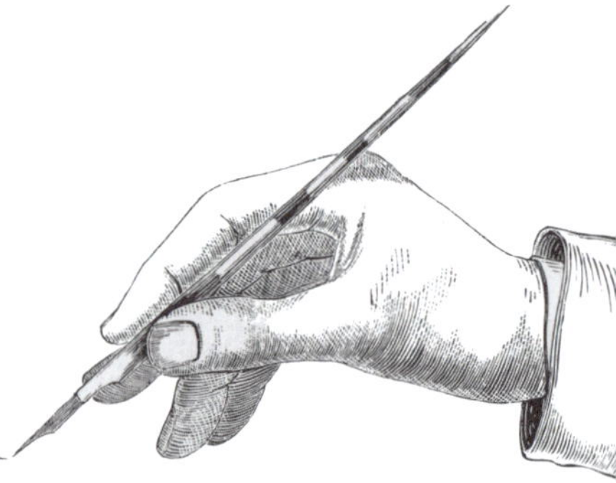

Capítulo 2

A depressão e sua "prima" ansiedade

A depressão me atingiu em cheio. Ansioso ao extremo, não sabia como isso iria se transformar, como resultado das minhas experiências. No início, eu não entendia direito. Por que comigo? Na minha consciência, nunca tinha agido para prejudicar alguém. Eu sempre buscava ser honesto e sincero, com tudo e com todos, e seguia o que achava justo, não apenas comigo, mas com todos à minha volta. Sempre busquei o coletivo. Para mim, a depressão só atingia pessoas fracas, desreguladas, sem DEUS no coração; pessoas rancorosas e estúpidas teriam essa doença.

MAS EU? Um profissional da área da saúde? Eu, que sempre ajudei os outros, e que abraçava a vida com todo ânimo? Por quê? Achava que teria sido um castigo ou até mesmo um "carma".

O primeiro sinal foi o pensamento negativo relacionado ao futuro. Sentia um aperto no peito, o coração parecia querer saltar pela boca; ao falar sobre qualquer assunto, sentia a garganta apertada, ficava sufocado (Fig. 02). Lembro-me de um dia estar trabalhando e ter recebido uma ligação de minha esposa falando que a mochila de nosso filho havia estragado. Pronto, foi o gatilho para o desespero bater, comecei a chorar "do nada", não conseguia pensar direito, ficava pensando que tipo de pai eu estava sendo por não conseguir dar qualidade de vida aos meus. Vendia o almoço para pagar as contas, e a janta? A janta era o que dava... Minha mente estava no meio da pior turbulência possível – mãos trêmulas, suor, voz embargada, náuseas –, pensava que teria que vender todos os nossos pertences para comprar a mochila.

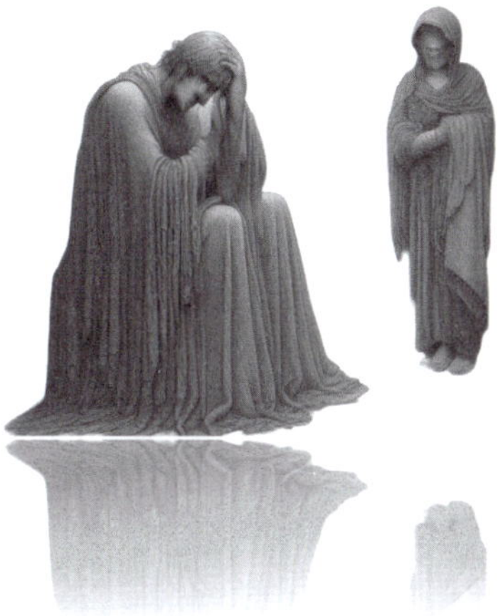

Fig. 02 – A depressão é ser refém dos seus próprios pensamentos.

Veja só: a depressão atinge o corpo, o cérebro não funciona direito, diminui a produção de neurotransmissores (substâncias necessárias para o bom funcionamento físico do cérebro). Com essa alteração, o corpo começa a adoecer, o intestino enfrenta problemas de funcionamento, o sono se torna irregular e não reparador, dores de cabeça passam a ser constantes, as dores no corpo permanecem a cada respiração, tremores e medos irracionais passam a tomar conta dos pensamentos, ficamos mais sensíveis e passamos a reagir intensamente a tudo, há brigas constantes conosco e com os outros. Parece que o mundo se vira contra você.

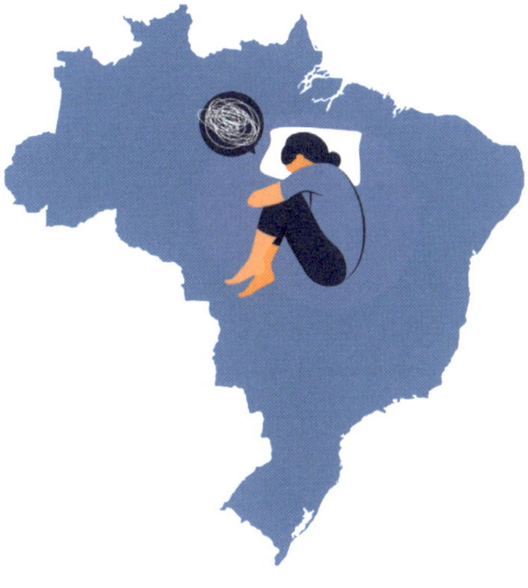

Um simples bom-dia pode provocar o sentimento de culpa pelo fato de o seu dia não estar tão bom assim. Parece que o mundo quer esmagá-lo pelo simples fato de você existir. Cheguei ao ponto de não me enxergar como merecedor de nada. E, devido aos estudos que me obriguei a fazer nas áreas do autoconhecimento, dos sinais e sintomas físicos e emocionais da depressão, percebi que existia uma luz ao final daquele túnel que estava tão escuro. Mas agora, para continuar a história, preciso fornecer dados reais sobre essa doença que afeta muitas pessoas no nosso país e no mundo.

Segundo a OMS, a prevalência de depressão na rede de atenção primária de saúde é 10,4%, isoladamente ou associada a um transtorno físico. De acordo com a OMS, "a depressão situa-se em 4º lugar entre as principais causas de ônus, respondendo por 4,4% dos ônus acarretados por todas as doenças durante a vida". A prevalência na população mundial, segundo a OMS, é de 4,4%. A organização também alertou que, apesar da existência de tratamentos efetivos para a depressão, menos da metade das pessoas afetadas no mundo – e, em alguns países, menos de 10% dos casos – recebe ajuda médica.[1]

No Brasil cerca de **5,8% da população sofre de depressão – um total de 11,5 milhões de casos.** O índice é o maior na América Latina e o segundo maior nas Américas, atrás apenas dos Estados Unidos, que registram 5,9% da população com o transtorno e um total de 17,4 milhões de casos. **A última pesquisa mais abrangente, da Vital Strategies e da Universidade Federal de Pelotas, mostrou que o número de pessoas diagnosticadas com depressão subiu, na pandemia da Covid-19, para 13,5% em 2022 no Brasil.** Os fatores mais importantes para este aumento foram as perdas familiares e o sentimento de medo coletivo instalado na sociedade brasileira e mundial. Além disto, os eventos de vida desfavoráveis, como baixo acesso ao lazer, o isolamento social, o estresse crônico devido à baixa escolaridade e à privação social, a instabilidade no trabalho e o convívio constante com a violência, principalmente nas periferias

---

1 BRASIL. Ministério da Saúde. Saúde de A a Z: Depressão. *Saúde de A a Z*, c2024. Disponível em: https://www.gov.br/saude/pt-br/assuntos/saude-de-a-a-z/d/depressao. Acesso em: 23 nov. 2024.

dos grandes centros urbanos, também são fatores relacionados ao aumento da **depressão.**[2]

Mas o principal é saber que **a depressão não escolhe sexo ou classe social, mas atinge a todos**, embora com prevalência maior em mulheres, fato este que podemos atribuir, talvez, ao preconceito masculino de não buscar ajuda e não assumir suas dores (talvez por isso a taxa de suicídio seja maior entre os homens). Mas a verdade é: todos estamos sujeitos a ela em qualquer momento da vida e, por isso, é importante ficar atento aos sinais e sintomas que aparecem quando a doença se instala. E essa atenção envolve todas as pessoas do convívio social de quem é acometido, e não apenas um fardo pesado que esta pessoa deve carregar sozinha. Isso pode salvar vidas e, quem sabe, mudar as estatísticas desse jogo.

Contudo, minha jornada estava pesada, eu não tinha ânimo, não conseguia dormir direito, minha produtividade caiu, o corpo estava cheio de dores. Eu me arrastava pelo mundo e apenas sobrevivia. Tudo me dava medo, o passado gerava culpa, o presente não existia e o futuro era bloqueado pela pergunta: "O que fazer?". Os dias foram passando, me enfiei no trabalho, ainda achava que poderia salvar o mundo.

Foi quando perdas importantes aconteceram em minha jornada, como já citei. Deus levou para junto de si um tio meu (sabe "aquele" tio?) e, no período de poucos meses, dois pacientes muito especiais: a minha "joia rara" Marcela e o "figura" do tio Rafael, os quais cito com o maior respeito, carinho e admiração, pela oportunidade que me deram de fazer parte da vida deles. Os três eram extremamente especiais para mim. Sem falar das perdas financeiras, profissionais e do impacto no meu casamento. Os anos de 2014 e 2015 foram realmente decisivos para o estabelecimento e a ampliação da doença. E os sintomas? Aí, sim, ganharam força e cresceram ainda mais… FICARAM GIGANTES!

Tive que me entregar aos cuidados do psiquiatra, entrei no ciclo "remédio para dormir, remédio para acordar". Foi extremamente essencial para a poeira baixar e, assim, poder enxergar saídas. Comecei a ver que a depressão estava forçando minha mente a ficar no 220 V, mas eu estava no 110 V, por

---

2 BRASIL. Ministério da Saúde. Na América Latina, Brasil é o país com maior prevalência de depressão. *Notícias,* 22 set. 2022. Disponível em: https://www.gov.br/saude/pt-br/assuntos/noticias/2022/setembro/na-america-latina-brasil-e-o-pais-com-maior-prevalencia-de-depressao. Acesso em: 23 nov. 2024.

isso quase "queimou meu motor". A partir dali, começava a virada no jogo, me enfiei nos estudos sobre a doença e como fazer para superar os sintomas. Queria a CURA, não apenas ficar eternamente em tratamento; queria algo que me curasse de fora para dentro, como um "passe de mágica".

Depois de alguns estudos, entendi que não era nada disso. A doença não veio do nada; ela surgiu devagar, durante todos os dias da minha vida, mas não foi castigo ou culpa do mundo. Entendi que a turbulência que eu vivia era "apenas" o resultado das programações e reações às minhas experiências, boas ou ruins. De modo geral, era a somatória da minha história. Comecei a ler e a estudar ainda mais a fundo sobre a doença, e estes estudos me mostraram que a depressão não é apenas um desequilíbrio ou desordem emocional, mas um mal que ultrapassa a barreira do emocional e destrói o físico, maltratando o corpo.

MAS QUAIS SÃO ESSES SINTOMAS?

A depressão é um transtorno mental associado a sentimentos de incapacidade, irritabilidade, pessimismo, isolamento social, perda de prazer, déficit cognitivo (memória e raciocínio ficam prejudicados), baixa autoestima e tristeza (DEPRESSIVE..., 2023). Tais fatores interferem diretamente na vida diária da pessoa. Além das alterações de humor ou irritabilidade, ansiedade e angústia, a depressão possui diversos sinais e sintomas, que podem ser isolados ou somatizado (A DEPRESSÃO..., 2022).

Os principais sintomas da depressão, de acordo com o Ministério da Saúde, são:

- Irritabilidade, ansiedade e angústia.
- Desânimo, cansaço fácil, necessidade de maior esforço para fazer as coisas.
- Diminuição ou incapacidade de sentir alegria e prazer.
- Desinteresse, falta de motivação e apatia.
- Sentimentos de medo, insegurança, desesperança, desespero e desamparo.
- Pessimismo, ideias frequentes e desproporcionais de culpa, baixa autoestima.

- Sensação de inutilidade, ruína e fracasso.
- Interpretação distorcida e negativa da realidade.
- Dificuldade de concentração, raciocínio mais lento e esquecimento.
- Diminuição do desempenho sexual.
- Perda ou aumento do apetite e do peso.
- Insônia ou despertar matinal precoce.
- Dores e outros sintomas físicos não justificados por problemas médicos.

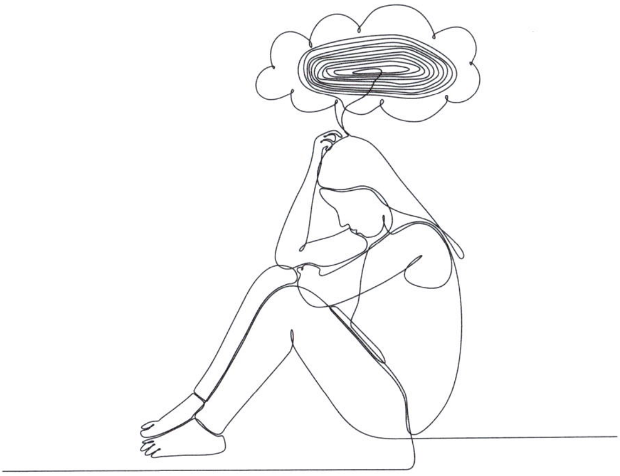

Ainda de acordo com o Ministério da Saúde, existem fatores de risco que podem contribuir para o desenvolvimento da depressão:

- Histórico familiar.
- Transtornos psiquiátricos correlatos.
- Estresse crônico.
- Ansiedade crônica.
- Disfunções hormonais.
- Excesso de peso.
- Sedentarismo e dieta desregrada.
- Vícios (cigarro, álcool e drogas ilícitas).

- Uso excessivo de internet e redes sociais.
- Traumas físicos ou psicológicos.
- Pancadas na cabeça.
- Problemas cardíacos.
- Separação conjugal.
- Enxaqueca crônica.

É importante ter em mente que a depressão não é apenas uma doença mental, como muitos ainda pensam:

> **Há uma série de evidências científicas que mostram alterações químicas no cérebro do indivíduo deprimido, principalmente com relação aos neurotransmissores (serotonina, noradrenalina e, em menor proporção, dopamina), substâncias que transmitem impulsos nervosos entre as células.**
> **Ao contrário do que normalmente se pensa, os fatores psicológicos e sociais muitas vezes são consequência e não causa da depressão.[3]**
> **Vale ressaltar que o estresse pode precipitar a depressão em pessoas com predisposição, que provavelmente é genética. Estima-se que uma em cada cinco pessoas no mundo apresentam problemas relacionados à depressão em algum momento da vida.[4]**

ENTENDENDO A ANSIEDADE E A DEPRESSÃO

Nos dias de hoje, vivemos constantes e diárias situações de estresse, cobranças por resultados e metas, que às vezes são impostas pela fun-

3 EQUIPE DANONE NUTRICIA. Depressão: entenda seus processos químicos no cérebro. *Danone Nutricia*, 9 nov. 2020. Disponível em: https://danonenutricia.com.br/artigos/details/depressao--processos-quimicos-cerebro. Acesso em: 23 nov. 2024.

4 BRASIL. Ministério da Saúde. Depressão. *Biblioteca virtual em saúde*, mar. 2005, rev. out. 2024. Disponível em: https://bvsms.saude.gov.br/depressao-4/. Acesso em: 23 nov. 2024.

ção exercida, seja na vida profissional ou pessoal. E nem sempre sabemos como lidar ou reagir a essas demandas. Qualquer evento vindo do mundo exterior pode ser considerado um estressor que, de um jeito ou de outro, retira você do equilíbrio homeostático, fazendo com que seu corpo busque novamente o equilíbrio por meio das respostas que ele mesmo desencadeia, porém, nem sempre o reequilíbrio é alcançado, nos levando a uma série de consequências desastrosas.

Sabemos que o corpo atua de modo dinâmico, variando as respostas conforme a necessidade de cada situação e, às vezes, o corpo se antecipa às reações, visando a autoproteção. Com isso, em muitos casos, ele se prepara para reagir antes que o fato realmente aconteça. Falando de um jeito mais simples: basta imaginarmos que algo ruim ou difícil irá acontecer, para que o corpo se prepare para reagir de forma dinâmica a um fato que talvez nem aconteça. E, se você analisar friamente, não faz sentido.

Estudos mostram que dois hormônios são produzidos de forma vital à resposta do estresse: a epinefrina e a norepinefrina. Além disso, o estresse pode causar a diminuição do desejo sexual, assim como abrir portas no corpo para o aparecimento ou desenvolvimento de diversas doenças. Tudo isso leva o sistema nervoso simpático (SNS) a manter o corpo no estado constante de "luta e fuga".

Quando isso se torna constante, a memória condicionada deste estresse pode levar à piora do quadro, podendo desencadear crises de ansiedade e até mesmo depressão. Como diz o Ph.D. Dr. Afonso Salgado, fisioterapeuta e nutricionista, em seu livro *Saúde integral: fisioterapia corpo e mente*,

> **Nem todos os estressores causam a mesma resposta ao estresse. A excitação do sistema nervoso simpático é um sinal de ansiedade e de estado de alerta, enquanto a produção intensa de glicocorticoides é quase sempre um sinal de depressão.**[5]

Em outras palavras: devemos olhar o corpo como um todo (em seus aspectos físico, químico e emocional) quando se trata das desordens da mente.

5 SALGADO, A. *Saúde integral*: fisioterapia corpo e mente. São Paulo: Andreoli, 2020.

O corpo sempre agirá antes que tenhamos a consciência da semelhança dos fatos. Isso é ocasionado pelo condicionamento da ansiedade e do medo, alterando, assim, os batimentos cardíacos, a pressão arterial, provocando sudorese e tensão muscular. Por isso, talvez, tenhamos a sensação de que os sintomas aparecem "do nada". Diversos estudos citados pelo Dr. Afonso Salgado, no livro já citado, demonstram a grande influência do estresse e da ansiedade na dor, na queda da imunidade, nas alterações no sono, no comportamento alimentar, na digestão, na resistência à insulina (que pode se desenvolver para diabetes), na depressão, nas fobias sociais e até mesmo no desenvolvimento do câncer. A alimentação age diretamente, estimulando ou inibindo os demais fatores.

Precisamos entender que o ciclo estresse-ansiedade-depressão-estresse está intimamente ligado às alterações físicas e bioquímicas do corpo e, com este entendimento, saber que o tratamento, para ser completo, deve ser baseado em técnicas e métodos para o ajuste e reequilíbrio da conexão mente e corpo, atuando de forma científico-clínica nesse sistema, e não somente em parte dele.

A DIFERENÇA ENTRE ANSIEDADE E DEPRESSÃO

A depressão e a ansiedade costumam estar juntas e presentes em diversos transtornos psiquiátricos, porém, cada uma tem suas próprias manifestações clínicas e classificações. Embora coexistam com frequência, é crucial entender suas distinções para obter diagnóstico e tratamento eficazes.

- **Depressão:** a depressão não é apenas uma tristeza manifestada por choro recorrente e isolamento repentino, mesmo que essas situações possam estar, sim, associadas à doença. E é exatamente isso que devemos deixar bem claro aqui: a depressão é uma doença. Na verdade, é um conjunto de comportamentos e manifestações clínicas que se refletem em síndromes depressivas e que, geralmente, são nomeadas apenas como "depressão". Não se trata de frescura, falta de fé ou maneira de chamar atenção. É uma patologia e, como qualquer outra, precisa ser tratada da melhor forma possível. Uma pessoa com depressão costuma ser negativa e insegura, sente-se inútil e acha que a vida não faz sentido. Esses sentimentos frequentemente levam a uma profunda sensação de desesperança e desamparo. Também é comum a pessoa fazer alusões constantes à morte.

Muitas vezes, a depressão pode se manifestar em práticas de automutilação e comportamentos impulsivos e ansiosos, podendo até mesmo levar a pessoa a cometer suicídio em um ato de impulsividade. Além disso, a depressão pode ser acompanhada de sintomas físicos como fadiga extrema, alterações no apetite (tanto aumento quanto diminuição), insônia ou hipersonia (sono excessivo) e dores inexplicáveis. A capacidade de concentração e a tomada de decisões também são severamente prejudicadas. Em casos graves, a depressão pode causar desconexão completa da realidade, levando ao desenvolvimento de sintomas psicóticos, como delírios e alucinações.

- **Ansiedade:** já a ansiedade é um estado constante de apreensão e medo diante de acontecimentos e situações cotidianas que muitas vezes nem vão acontecer. É medo e congelamento ante o futuro. Baseia-se na "premeditação" de desfechos negativos para eventos que nem mesmo ocorreram, fazendo com que a pessoa esteja sempre tensa e preocupada. Manifesta-se por meio de alterações fisiológicas e comportamentais bem características. A pessoa ansiosa vivencia constantemente um estado de "fuga ou luta" ao esperar sempre o pior resultado de uma situação em curso ou que pode nem existir, fazendo o corpo passar de modo recorrente por esse processo, o que acaba sendo psíquica e fisicamente exaustivo.

  A ansiedade é manifestada por quadros de inquietação, preocupação excessiva, irritabilidade, dificuldade no sono, tensão e dores musculares, aperto no peito e sensação de medo, que pode vir acompanhada de falta de ar e aceleração dos batimentos cardíacos. Esses sintomas são muito comuns também na síndrome do pânico e no transtorno do estresse pós-traumático (TEPT). Além disso, a ansiedade pode provocar problemas digestivos, como síndrome do intestino irritável (SII), náusea e diarreia. A hipervigilância, que é a percepção aumentada e constante de potenciais ameaças, também é comum, levando a comportamentos de evitação que podem impactar significativamente a qualidade de vida.

Embora distintas, a depressão e a ansiedade compartilham um fator de risco significativo: o estresse crônico. Ambos os transtornos podem ser desencadeados ou exacerbados por eventos estressantes e traumas, e muitas vezes ocorrem ao mesmo tempo, formando um círculo vicioso que é difícil de quebrar sem intervenção adequada.

Os tratamentos para depressão e ansiedade geralmente envolvem uma combinação de terapias, incluindo psicoterapia (como a da abordagem cognitivo-comportamental), medicação (como antidepressivos e ansiolíticos), microfisioterapia, fisioterapia integrativa e mudanças no estilo de vida (como exercício físico regular, técnicas de relaxamento e dieta balanceada). Em determinados casos, terapias alternativas, como a hipnoterapia e a meditação mindfulness, também podem ser benéficas. Reconhecer e compreender as diferenças e as interseções entre depressão e ansiedade é o primeiro passo crucial para buscar ajuda e iniciar um caminho de recuperação. É fundamental desmistificar esses transtornos e tratar as pessoas afetadas com empatia e apoio, incentivando-as a procurar tratamento profissional.

RESUMINDO A ANSIEDADE E A DEPRESSÃO EM 20 TÓPICOS

É fundamental desmistificar esses transtornos e tratar as pessoas afetadas com empatia e apoio, incentivando-as a procurar tratamento profissional. Os tópicos a seguir sintetizam alguns sentimentos e comportamentos da pessoa com ansiedade e/ou depressão.

1. Ficar transtornado com a ideia de ir mal em qualquer prova, mas não ter ânimo ou iniciativa para estudar.
2. Não conseguir levantar da cama, mas se punir por tudo que acontecerá na escola ou no trabalho se continuar deitado.
3. Se sentir cansado(a) até para respirar, e seu coração acelerar só de pensar em fazer algo.

4. Ficar nervoso com o acúmulo das tarefas, mas se sentir sem energia para fazer algo hoje.
5. Fazer várias listas de tarefas para se organizar, porém, lá no fundo, saber que nada sairá do papel.
6. Pensar que, se cancelar um compromisso com um amigo, isso vai acabar com a amizade e, mesmo assim, não conseguir se mover.
7. Se sentir péssimo por não ter alguém ao lado, mas, ao mesmo tempo, morrer de medo de agir conforme os sentimentos, só pelo fato de pensar em ser rejeitado.
8. Ter medo de seu(sua) parceiro(a) te trocar, e sua ansiedade te falar que ele(a) merece alguém melhor do que você, já que você é uma pessoa insuficiente.
9. Não aceitar convites para sair e, ao mesmo tempo, sentir-se mal por não receber mais os convites.
10. Querer se esconder sem motivo, com sua mente falando que você não pode ser "visto" onde quer que seja.
11. Querer dormir o mais cedo possível, mas sua mente te acordar de madrugada e não mais deixá-lo descansar.
12. Estar sempre com sono e dormir demais, mas, ao mesmo tempo, estar sempre cansado.
13. Sempre ter medo do presente e seus pensamentos estarem constantemente apavorados com o futuro.
14. Não aproveitar os momentos da vida, porque, na sua mente, a próxima crise está bem ali.
15. Querer fugir dos seus próprios pensamentos, mas não conseguir fazer nada sozinho, sentindo-se cada vez mais atolado.
16. Sentir-se mergulhado em uma guerra interna, mas, quando sai dela, entra em uma outra guerra com o exterior, não tendo recuperação em nenhum momento.
17. Viver preocupado com um futuro específico que nem tem certeza se quer ou se vai ter.
18. Não querer fazer nada, mas saber que precisa fazer tudo.

19. Ter a certeza de que tudo que você vive de ruim foi sua mente que criou, mas, ao mesmo tempo, não saber "como" nem "o que" fazer para sair disso.

20. Sentir coisas demais e, ao mesmo tempo, não sentir nada, além de ter a sensação de que nunca conseguirá melhorar, como se fosse um "carma de família" ou "castigo divino" por algo que você nem sabe se fez.

CAPÍTULO 3

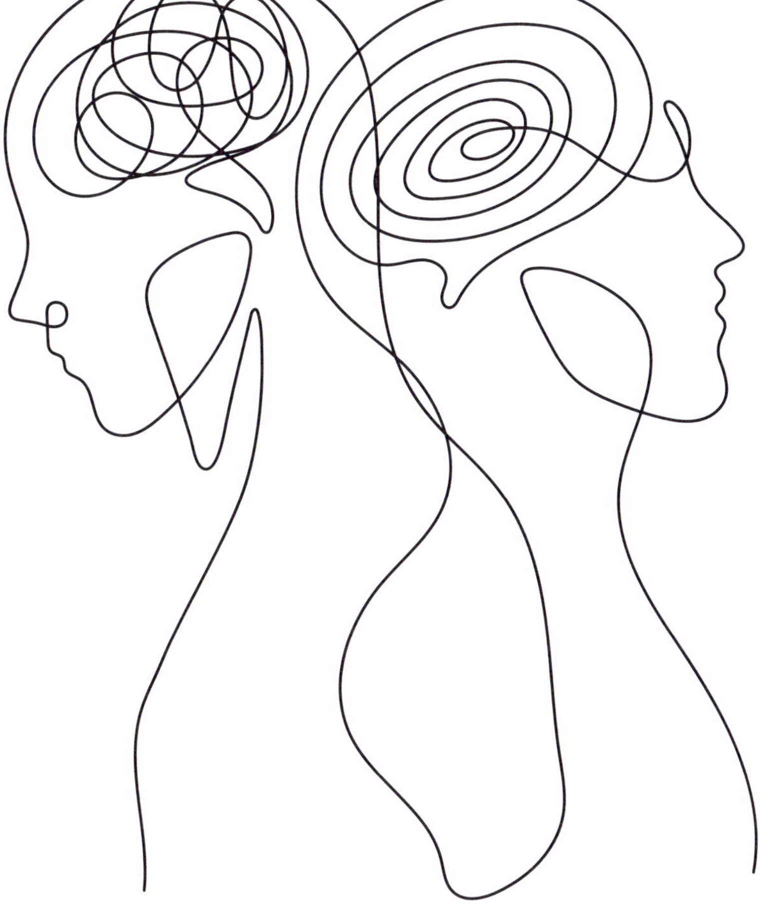

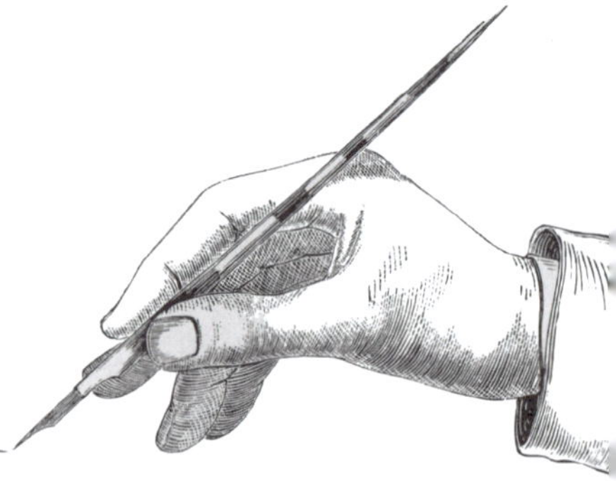

Capítulo 3

Entendendo a mente

A mente humana é uma máquina complexa, um superprocessador de informações que atua de forma constante para nos manter vivos – seja por meio de mecanismos como o batimento cardíaco, a respiração, a temperatura corporal e a imunidade, que são aspectos que não controlamos e estão no nosso inconsciente, ou por meio de raciocínio, atenção e análise, que "teoricamente" controlamos e estão no nosso consciente. Mas você pode estar pensando: "Eu controlo meu raciocínio, minha atenção e minha análise". Não é? (Fig. 03).

Mas infelizmente (ou felizmente) não é bem assim! O racional, o consciente, apenas justifica aquilo que você faz, muitas vezes de maneira automática e quase sempre emocional. *Como assim?* Por exemplo, quando decide comprar uma roupa, você a escolhe por quê? Porque achou bonita, porque "combinou com você", porque era da cor que queria etc. Então… repare… todas as respostas do seu consciente só vêm porque, na realidade, a roupa te deu uma

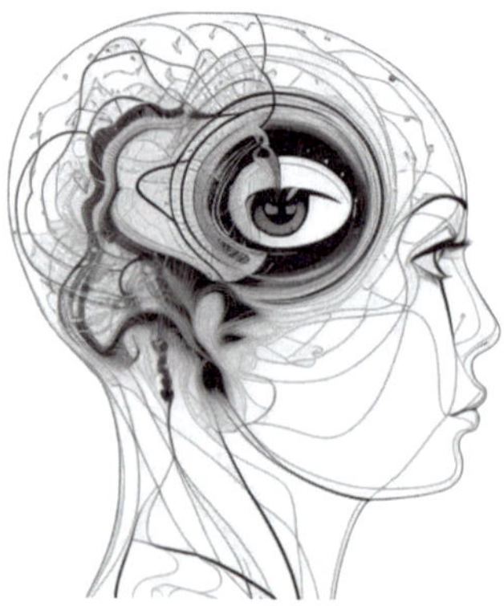

Fig. 03 – Passe a olhar com os olhos da mente.

emoção boa, não foi? Ou seja, quem decidiu a compra foi o seu cérebro emocional, e não o racional. O racional apenas buscou justificativas para que a decisão de comprar fizesse sentido. Em outras palavras, o seu cérebro racional só serve para dar sentido, para justificar suas ações. Quantas vezes você comprou algo que nunca usou? Muitas, né? Todos nós já compramos algo que nunca usamos, ou usamos no máximo uma vez e, depois disso, perdemos o encanto pelo objeto comprado... E você ainda acha que a compra é racional?

Entenda que tudo faz parte do modelo da mente que construímos em milhões de anos de existência terrestre. E qual parte te guia nas decisões, então? Qual realmente domina o que pensamos e decidimos durante nossos dias? A resposta vem de uma pergunta que te faço agora: já ouviu falar do SUBCONSCIENTE?

DIVISÕES DA MENTE HUMANA – O MODELO DA MENTE

A mente humana não é algo físico como o cérebro, não é possível tocar em suas estruturas, pois todas as reações ocorrem devido a uma somatória de ativações cerebrais. Assim como a palavra, que é uma só, mas é formada por várias letras, cada decisão ativa vários pontos, até que seja tomada a decisão final. Sabemos que temos conjuntos de estímulos que levam a uma reação, e que são a chave de tudo.

Mas por que cada um reage de um jeito diferente à mesma situação? Por que o que dói em mim não dói no outro? Gerald Kein (1939 – 2017), um dos melhores hipnoterapeutas do mundo, discípulo de Dave Elman e fundador do maior e mais renomado instituto de treinamento em hipnose/hipnoterapia do mundo – o **OMNI Hypnosis Training Center** –, desenvolveu um **MODELO DA MENTE** (Fig. 04) que possibilitou descrever técnicas poderosas para contribuir com o processo terapêutico das dores emocionais e físicas, de forma eficaz e com possibilidades praticamente ilimitadas de uso. Mente e cérebro são coisas distintas: o cérebro é algo físico e tangível, enquanto a mente é algo abstrato e intangível.

Segundo Gerald Kein, a mente é dividida em três partes, que são: **mente inconsciente, consciente e subconsciente**.

MODELO DA MENTE
GERALD KEIN

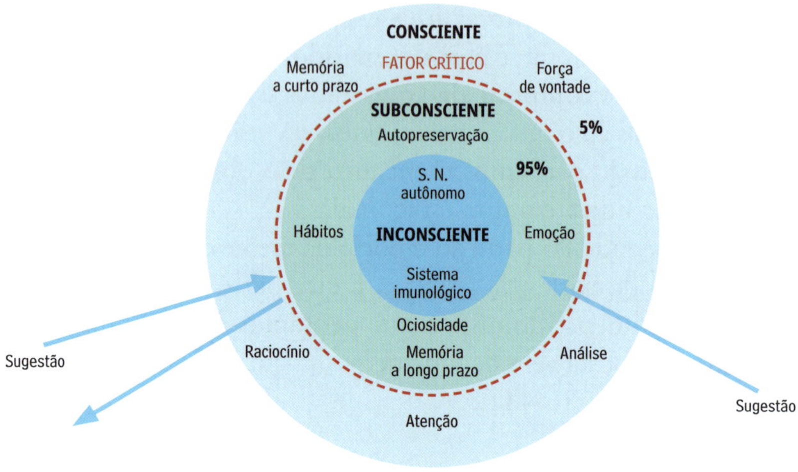

Fig. 04 – O modelo da mente de Gerald Kein.

A – O INCONSCIENTE (NOS MANTÉM VIVOS)

Também chamada de cérebro reptiliano (sim, igual ao dos répteis), a parte mais primitiva do cérebro é conhecida como tronco cerebral (MACLEAN, 1990). A mente inconsciente é responsável por "apenas" duas coisas:

1. **Sistema nervoso autônomo (SNA):** o SNA é responsável pelo funcionamento dos órgãos vitais, como batimentos cardíacos e regulação da temperatura corporal, garantindo o correto funcionamento e a harmonia do corpo. Ele desempenha papel fundamental na manutenção da homeostase corporal. O SNA é dividido em SNA simpático e SNA parassimpático (dorsal e ventral), sendo responsável por nos proporcionar reações vitais de sobrevivência (GALLESE, 2011).
2. **Sistema imunológico (SI):** o SI é responsável por manter nossa saúde, garantindo o funcionamento adequado dos anticorpos e nos protegendo contra doenças. É importante ressaltar que não podemos alterar conscientemente o funcionamento do sistema imunológico

por meio de pensamentos. No entanto, emoções como medo e pânico podem exercer impacto na imunidade. Pesquisas científicas indicam que cinco minutos de medo ou pânico generalizado podem diminuir a proteção imunológica por até seis horas, e assim sucessivamente (SEGERSTROM; MILLER, 2004).

B – O CONSCIENTE (ACHA QUE MANDA)

Embora muitas pessoas se "gabem" por achar que todas as suas decisões são racionais e que elas "dominam as emoções", no fundo não é bem assim. Estudos comprovam que o nosso cérebro consciente corresponde a apenas 5-7% da nossa capacidade mental (BAARS, 2005). Quem nunca ouviu a frase "o ser humano controla apenas de 5 a 7% da mente"? Mas e o restante? Está desligado? Não funciona? Muito pelo contrário, funciona, e muito bem. Na verdade, os 95% restantes são compostos pela parte da mente que ninguém domina e que desempenha papel dominante em nossas vidas (EAGLEMAN, 2011).

Mas voltemos à mente consciente. Ela infelizmente (ou felizmente) tem apenas quatro funções, que cito a seguir:

1. **Pensamento analítico:** é responsável por analisar situações e tomar decisões com base nas circunstâncias. Por exemplo: você analisou o tema deste livro e decidiu lê-lo. Esta foi a parte analítica da mente consciente: "Tenho um livro disponível, o assunto me interessa, e eu o lerei". Foi a análise seguida de uma decisão.
2. **Raciocínio (ou pensamento racional):** é a função que justifica, cria as razões e motivos pelos quais estamos executando algo. Por exemplo, responda à seguinte pergunta: por que está lendo este livro? Você provavelmente pensou em uma justificativa plausível, e isso é seu raciocínio te dando uma razão para fazer o que está fazendo.
3. **Força de vontade:** é um termo muito conhecido, mas o fato é que ela funciona como uma bateria. Quanto maior o esforço feito para executar algo, mais essa bateria se esvazia, e quanto mais forçamos, mais rápido a perdemos. Vamos utilizar um exemplo prático: suponhamos que você comece a ir à academia porque quer modificar sua aparência física, e então fecha o plano anual, pois, assim, se forçaria

a ir até o fim, afinal, já está pago... E promete a si mesmo: começarei na segunda-feira! (Claro, segunda-feira é o dia oficial do "início"). A segunda-feira chega e você, com toda aquela vontade, mesmo que todo dolorido, vai à academia e dá o seu melhor! Segue uma dieta restritiva e a vida está ótima! A terça-feira chega e você faz a mesma coisa. A quarta-feira chega e você se pega tentando mudar um pouco a alimentação, para não enjoar de tudo (afinal, isto já aconteceu outras vezes, né?!). Na quinta-feira, parece que já começa a ser torturante a nova rotina que tenta estabelecer, mas tudo bem, afinal, com a aproximação do fim de semana, você não vê a hora de usar o famoso "dia do lixo". Na sexta-feira, os seus amigos ou amigas te chamam para um happy hour e você decide ir, e "justifica" com o seguinte pensamento: *Dei duro a semana inteira, eu mereço!* Isso é o suficiente para que seu consciente perca totalmente a força de lutar, e que tudo seja deixado como sempre foi. Portanto, sua mente consciente gastou toda a força de vontade de uma vez e, na próxima semana, você nem se dará o trabalho de ir à academia (e às vezes nem perceberá). Essa força de vontade pode ser restaurada de diversas formas, mas sempre precisará de alguns destes gatilhos a seguir, como:

- **Hipótese 1 (tempo):** você pode voltar a malhar um mês depois desse happy hour porque viu que seus resultados foram perdidos ao longo do tempo que ficou sem frequentar a academia. Isso é comum, e você tenta se manter ainda mais disciplinado para não perder o ritmo novamente.
- **Hipótese 2 (experiência negativa):** você precisa ajudar alguém e não consegue fazê-lo porque suas condições físicas não permitem, e você se sente incapaz, passa a se culpar (emoção falando, e não a razão). Depois disso, percebe a necessidade de ter uma boa forma física para não passar por aquela situação novamente.
- **Hipótese 3 (experiência positiva):** você é convidado a fazer as atividades ao lado de quem ama, então fica feliz e estimulado e quer sempre buscar esta alegria, e essa pessoa "AMA ACADEMIA" e te leva de volta. Isso te levará a perceber que precisa aprender a gostar de malhar, pois a pessoa de quem você gosta

ama aquela atividade, e esse seria um jeito de passar mais tempo com ela, tornando-se, então, uma NECESSIDADE e não apenas VONTADE. Você volta a malhar para continuar tendo experiências iguais ou melhores do que a daquele dia.

Mas perceba que a força de vontade não tem força eterna, é uma bateria que não atinge a carga de 100%, mas de apenas 5%, e a possibilidade de você manter tudo do jeito de sempre é mais comum. Repare na sua vida: "Você sempre faz tudo do mesmo jeito...". Se costuma desistir, assim sua mente fará, sem ao menos você perceber.

4. **Memórias a curto prazo:** as memórias a curto prazo são informações temporárias armazenadas na mente consciente e são de fácil acesso para serem usadas quando necessário. Essas informações incluem: nomes, números de telefone, número dos documentos que você mais usa etc. Se passar um tempo sem utilizar alguma dessas informações, serão apagadas da mente consciente e você não se lembrará delas. Você com certeza já conheceu alguém e minutos depois não lembrava o nome da pessoa – isso acontece porque sua mente sabe que você não usará esse nome no seu dia a dia. E quando você pergunta novamente, sua mente grava isso como uma informação que precisa ser de fácil acesso e lhe permite lembrar o nome da pessoa (BAARS, 2005).
Portanto, o consciente, que corresponde a uma pequena porção da capacidade mental, desempenha funções analíticas, de raciocínio, de força de vontade e de armazenamento de memórias a curto prazo. É importante reconhecer que essa parte consciente do cérebro não controla todas as ações e emoções, e que a mente inconsciente, também conhecida como cérebro reptiliano ou tronco cerebral, desempenha papel fundamental no funcionamento autônomo, a exemplo do sistema nervoso autônomo e do sistema imunológico.

C – O SUBCONSCIENTE (O MESTRE DO CÉREBRO)

É a parte da mente mais poderosa que temos, nela encontramos todas as demais ações que executamos no dia a dia, mas de forma automática, ou seja, fazemos sem precisar pensar. Às vezes, nem percebemos nossas ações e reações e, quando você menos espera, já aconteceu. Pense assim: quando você está assistindo a um filme de drama e chega uma cena triste, você não pensa: "Agora é aquela hora em que preciso chorar", você simplesmente sente a emoção e, quando percebe, já está chorando. A mente subconsciente simplesmente age rápido, muito mais rápido que o consciente, muito mais forte e, quando você menos percebe, "já foi". Tenho certeza de que, se você olhar o seu dia, vai perceber que 95% das suas decisões são tomadas de forma automática. Por isto, o subconsciente foi dividido da seguinte forma e conforme as funções:

1. **As memórias a longo prazo:** a memória a longo prazo é um componente essencial da mente subconsciente. Ela armazena todas as experiências desde a formação do cérebro – durante a gestação – até o fim da vida. Desde cedo, a mente subconsciente registra informações e as associa às emoções aprendidas na primeira infância. Estudos sugerem que informações genéticas, incluindo o DNA, também podem ser armazenadas na memória a longo prazo. Além disso, a epigenética demonstrou que memórias podem ser transmitidas por até quatro gerações, impactando a identidade e os comportamentos.
2. **Os hábitos:** são ações que realizamos repetidamente ao longo da vida. Os hábitos são executados pela mente subconsciente, permitindo que a mente consciente se concentre em outras tarefas. Os hábitos são uma forma eficiente de economizar energia mental. Imagine se tivéssemos que pensar conscientemente em cada ação rotineira, como amarrar o cadarço dos sapatos. Seria exaustivo! Portanto, a mente subconsciente automatiza tarefas repetitivas para que as executemos sem esforço consciente. É importante observar quais hábitos são benéficos e estão alinhados com nossos objetivos conscientes, a fim de evitar conflitos entre o consciente e o subconsciente.
3. **As emoções:** desempenham papel significativo em nossa vida e são inerentes a todas as pessoas. Mesmo aqueles que afirmam não ter emoções estão influenciados por elas em suas ações. Cada indivíduo lida com as emoções de acordo com as próprias expe-

riências. É comum que experiências traumáticas ou marcantes na infância influenciem as emoções dominantes que carregamos na fase adulta. Muitas vezes, quando confrontados com situações desencadeadoras de emoções negativas, agimos impulsivamente, deixando de lado a razão. Isso ocorre porque a mente consciente tem dificuldade em dominar o subconsciente nessas situações.

4. **A autopreservação:** a autopreservação é uma função vital do subconsciente que visa proteger nossa integridade e segurança. Ela nos alerta sobre possíveis perigos, mesmo que a mente consciente não perceba corretamente a situação. Experiências traumáticas na infância podem criar associações negativas e desencadear respostas de medo e fobia em relação a objetos ou situações específicas. A mente subconsciente busca evitar qualquer coisa que tenha sido registrada como ameaçadora, independentemente das circunstâncias atuais.
5. **A ociosidade:** a ociosidade é um elemento presente no subconsciente, que mantém a mente em sua zona de conforto e impede a adoção de mudanças significativas. Nossa mente tem uma tendência natural a resistir a mudanças, pois estas exigem esforço e energia. É mais fácil para o subconsciente aceitar a inação e permanecer no mesmo estado, evitando a necessidade de enfrentar desafios desconhecidos. A resistência à mudança pode ser especialmente forte quando hábitos arraigados estão envolvidos. A batalha entre a força de vontade consciente, que representa apenas 5% da mente, e a inércia do subconsciente, que corresponde a 95%, muitas vezes resulta na manutenção do *status quo* (manter tudo do jeito como está). Tal resistência pode levar à frustração quando tentamos criar ou eliminar hábitos que exigem esforço significativo. Entenda que permanecer no mesmo lugar gera a falsa sensação de segurança, e essa ação sempre está ligada a uma emoção. É importante compreender que a ociosidade está enraizada no subconsciente, e que superar a resistência requer estratégias específicas.

Ao compreender e explorar os diferentes aspectos da mente humana, como as memórias a longo prazo, os hábitos, as emoções, a autopreservação e a ociosidade, podemos obter insights valiosos sobre nosso comportamento e buscar o autodesenvolvimento. Embora a mente subconsciente seja poderosa e influente nas ações diárias, é possível aprender a trabalhar em harmonia com a mente consciente, alinhando objetivos e valores com as respostas automáticas do subconsciente. A mudança requer consciência, esforço contínuo e a adoção de estratégias adequadas para reprogramar o subconsciente e criar padrões de pensamento e comportamento mais positivos e alinhados com as aspirações pessoais.

Indicações de leitura

Carol Dweck – autora do livro *Mindset: a nova psicologia do sucesso* (2006), que discute a importância da mentalidade e crenças na realização de metas e no crescimento pessoal.

Charles Duhigg – autor do livro *O poder do hábito: por que fazemos o que fazemos na vida e nos negócios* (2012), que aborda os mecanismos por trás da formação e modificação de hábitos.

Daniel Kahneman – autor do livro *Rápido e devagar: duas formas de pensar* (2011), que explora os sistemas de pensamento consciente e inconsciente e como eles influenciam nossas decisões.

Joseph LeDoux – neurocientista especializado em emoções, autor do livro *O cérebro das emoções* (2018), que explora o funcionamento do cérebro em relação às emoções e como elas influenciam nosso comportamento.

TRABALHO EM CONJUNTO

A mente subconsciente é uma intrincada linha de produção que desempenha papel fundamental em nossa vida. Ela é composta por diferentes elementos interligados, cada um com sua função específica. Dois desses elementos são **a autopreservação** e **a ociosidade**, que trabalham em conjunto para manter nossa segurança e estabilidade emocional. A autopreservação desempenha papel crucial nesse processo. Ela coleta todas as experiências vividas ao longo do tempo, armazenando-as na memória a longo prazo. Desde a primeira infância, quando aprendemos a sorrir, sentir medo, raiva, culpa e uma ampla gama de emoções, essas vivências são registradas e associadas às emoções correspondentes. Essas emoções, aprendidas durante os primeiros estágios da existência, moldam as reações emocionais futuras. No entanto, a autopreservação não trabalha sozinha. A ociosidade atua como espécie de guardiã, garantindo que a estabilidade emocional e física que construímos não seja alterada desnecessariamente. Ela direciona toda a energia do corpo para os mecanismos de luta e fuga, essenciais para a sobrevivência diante de possíveis ameaças. **Qualquer mudança nesse sistema pode ser interpretada pela mente como ameaça à nossa segurança**.

É a partir dessas experiências e emoções armazenadas que os **hábitos** são formados. Os hábitos são mecanismos automáticos executados pela mente subconsciente, permitindo que a mente consciente se concentre em outras tarefas. São essenciais para economizar energia mental. Portanto, a mente subconsciente automatiza essas tarefas repetitivas para que as executemos sem um esforço consciente.

Em busca de proteger essa suposta estabilidade, desenvolvemos o que chamamos de **"fator crítico"**. Esse fator funciona como filtro e escudo, estabelecendo uma barreira entre o consciente e o subconsciente. Em outras palavras, ele filtra e seleciona quais informações podem entrar na mente e gerar emoções.

O critério do filtro é baseado no que faz sentido para a mente subconsciente, nem sempre alinhado com a consciência. Assim, por meio das emoções e memórias aprendidas, somos levados a reagir de acordo com hábitos, visando manter a autopreservação. Por outro lado, o fator crítico também age como escudo. Ele retém no consciente tudo aquilo que não está em consonância com a memória de longo prazo, emoções e hábitos. **Essas informações não geram emoções significativas, permanecendo apenas como conhecimento consciente, desvinculado das reações emocionais.**

Em resumo, a mente subconsciente é uma complexa máquina de processamento, composta por elementos como autopreservação, ociosidade e fator crítico. Esses elementos trabalham em harmonia para garantir segurança emocional e física, através do armazenamento de **memórias a longo prazo**, das **emoções associadas** a essas experiências e da formação de hábitos automáticos. A autopreservação busca preservar a integridade, emitindo alertas sobre possíveis ameaças, enquanto a ociosidade nos mantém na zona de conforto, evitando mudanças aptas a comprometer nossa estabilidade.

No entanto, é importante ressaltar que o fator crítico, embora desempenhe um papel fundamental na filtragem de informações e emoções, pode limitar nossa capacidade de adaptação e crescimento. Ele age como uma espécie de escudo protetor, mantendo a mente imersa naquilo que já conhecemos e reconhecemos como seguro. Essa proteção pode ser necessária em determinados momentos, mas também pode nos impedir de explorar novas possibilidades e de nos libertarmos de padrões limitantes.

É importante compreender que o **subconsciente não busca o que é melhor para nós em termos de felicidade, realização pessoal ou crescimento**. Sua principal preocupação é a autopreservação e a manutenção da estabilidade. Portanto, é fundamental desenvolver uma consciência desses processos e trabalhar ativamente para expandir horizontes, **desafiando a ociosidade e questionando as limitações impostas pelo fator crítico**.

Diversas abordagens terapêuticas, como a terapia cognitivo-comportamental, a hipnoterapia e a programação neurolinguística (PNL), podem auxiliar na identificação e transformação de padrões limitantes armazenados no subconsciente. Essas técnicas visam reprogramar a mente, substituindo hábitos indesejados por comportamentos mais saudáveis e construtivos. À medida que nos tornamos mais conscientes dos processos mentais e emocionais que ocorrem no subconsciente, podemos desafiar crenças e emoções que nos limitam, abrindo caminho para uma vida mais plena e satisfatória. Romper com a inércia e superar a resistência à mudança é um desafio, mas ao compreender a dinâmica da mente subconsciente e buscar o autodesenvolvimento, podemos liberar o próprio potencial e criar uma realidade alinhada com nossos verdadeiros desejos e aspirações.

O FATOR CRÍTICO

Já imaginou o caos que seria se todas as informações que ouvíssemos ou lêssemos fossem diretamente absorvidas pelo subconsciente? Cada notícia que passasse no jornal poderia abalar nosso humor e desencadear uma montanha-russa emocional. Felizmente, a mente possui um mecanismo de proteção chamado fator crítico, que atua como filtro entre a mente consciente e o subconsciente.

O fator crítico desempenha um papel de extrema relevância na seleção das informações autorizadas a entrar na mente subconsciente, com base no que já está armazenado lá dentro. É como se fosse um guardião, avaliando cuidadosamente se as novas informações são compatíveis com a programação mental atual. Por exemplo, se alguém chega até uma pessoa em um quadro de depressão e diz: "Você é feliz, tem uma família linda que te ama!", essa informação irá bater no fator crítico. Ele irá verificar se existem registros de felicidade e amor familiar na mente subconsciente e, caso perceba que essas informações não correspondem à programação atual, descartará a informação como irrelevante.

Essa é a razão pela qual não adianta simplesmente apontar todas as qualidades e "motivos para ser feliz" a uma pessoa que enfrenta a depressão. Essa abordagem se mostra completamente inútil, pois o problema não está apenas na depressão em si, mas sim no acúmulo de experiências e emoções negativas que levaram ao desenvolvimento dessa condição. É a somatória dessas experiências que, em algum momento, resulta na famosa "gota d'água" que desencadeia todos os sintomas da depressão. Esse processo também pode afetar tanto o aspecto físico quanto o emocional do indivíduo.

É importante compreender que a depressão e outras condições similares não podem ser tratadas apenas superficialmente, abordando-se apenas os sintomas aparentes. Para promover verdadeiras cura e transformação, é necessário explorar as causas subjacentes, trabalhar nas experiências e emoções negativas que se acumularam ao longo do tempo e reprogramar o subconsciente de forma positiva e construtiva.

A MENTE NA PRÁTICA

Como vimos, **mente é diferente de cérebro**. O cérebro é a parte física, a parte que podemos pegar (lógico que em uma aula de anatomia), é a estrutura formada pela massa, por células capazes de receber e transmitir as informações por meio do que chamamos de neurônios. Comparando o cérebro a um computador, o cérebro seria a parte física do computador: as placas de rede, de vídeo, de som, monitor, teclado, disco rígido etc. Já a mente não é física, não conseguimos pegá-la nas mãos, apenas sabemos que fica dentro do cérebro, assim como os programas do computador. Há os "programas" que recebemos ao longo das experiências e, assim como no computador, os programas são fundamentais para que a máquina funcione. O cérebro não faria coisa alguma sem as "programações mentais", seria apenas um objeto parado, sem função.

Ainda comparando o cérebro e a mente ao computador, sabemos que existem programas que não podem ser alterados, que ficam bem protegidos no computador, que apenas o programador consegue ajustar. Mas temos outros programas, como Word, PowerPoint e outros, que atribuem sentido ao computador, pois é a partir deles que as funções da máquina podem ser acessadas e executadas. Uma vez instalados esses programas, podemos produzir textos, editar fotos, jogar e fazer muitas outras atividades. Em outras palavras, o cérebro é o nosso computador da vida. Nele temos a mente dividida em três programas fundamentais: **o inconsciente** (que são os programas básicos da vida e cujas informações não podem ser alteradas), **o subconsciente** (onde ficam os principais programas de funcionamento do computador mental; é ele que diz como devemos reagir a tudo) e **o consciente** (aquele que tenta colocar as informações do seu jeito, mas que é limitado aos programas já "instalados"). Mas o fundamental é entender que é possível trabalhar com esses "programas", e também modificá-los, de modo a direcionar e comandar nossas atitudes, decisões e reações aos eventos que acontecem conosco.

O PODER DO SUBCONSCIENTE

Gosto muito de uma frase que ouvi uma vez: **"Por não saber que era impossível de fazer, ele foi lá e FEZ!"**. Essa frase reflete muito bem a força e o poder que o subconsciente exerce sobre nós e sobre todos os resultados obtidos, sejam no âmbito profissional, emocional, familiar ou até mesmo sobre a saúde física e mental. E entender como funciona a mente é fundamental para que viremos o jogo e criemos estratégias para alcançar desejos. O mais legal é que o poder e a força estão dentro de todos, e sem que percebamos, ambos são utilizados todos os dias – algo que tem influenciado os resultados de cada um até hoje. **O "grande segredo" é compreender este universo mental e aprender a utilizá-lo em nosso favor**.

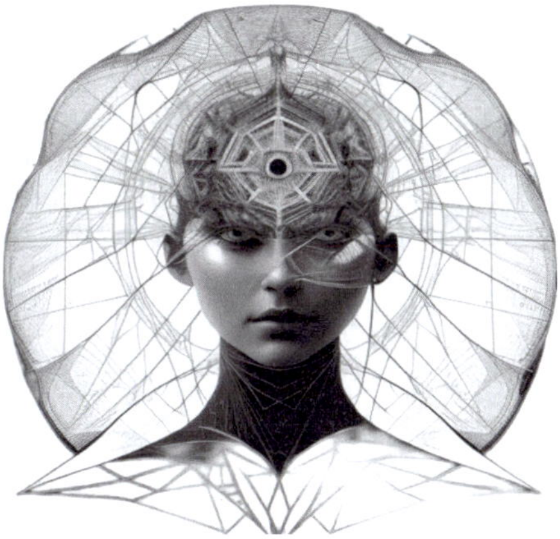

Fig. 05 – Use o poder do seu subconsciente.

No livro *O poder do subconsciente*, do Dr. Joseph Murphy, um best-seller mundial, o subconsciente é classificado como o **princípio**. Ele funciona como a lei da crença, ou seja, a lei da mente é a lei da crença. Sendo assim, tudo aquilo em que acreditamos tende a se tornar realidade. O pensamento é a ação, e a reação é a resposta subconsciente ao pensamento. Tenho certeza de que agora você lembrou das aulas de física e de uma das leis de Newton, a **Lei da Ação e Reação**. Ao pensarmos na mente como energia, podemos conectar mais facilmente este princípio, ou seja, você realmente atrai aquilo em que pensa, e quanto mais você pensa, mais "acredita", e quanto mais acredita, mais real se torna. Ou seja, para cada pensamento ruim, traga três pensamentos bons, de cura, de inspiração, de força e até mesmo de riqueza. Pode acreditar, podemos fazer qualquer coisa se o subconsciente entender que é vital para você. Como o Dr. Joseph diz em seu livro: **"Mude os pensamentos e você muda seu destino"** (Fig. 05).

Sabendo de todas as características da nossa mente subconsciente, segundo vários estudos, e seguindo o **modelo da mente de Gerald Kein**, encontramos as principais funções e programações do subconsciente que refletem diariamente nas reações aos acontecimentos da vida. As características mais marcantes são: o subconsciente não raciocina sobre o fato, não analisa se é real ou imaginário, apenas reage aos estímulos recebidos a fim de garantir a sobrevivência. Só que o subconsciente age por semelhança aos fatos, conforme o aprendizado prévio, principalmente se ocorrido na primeira infância.

Se você prestar atenção à sua vida diária, vai perceber que, na maior parte do dia, toma decisões automáticas, sem pensar. Por exemplo, posso citar: escovar os dentes, tomar banho, andar, correr, comer etc. E se pensar no âmbito emocional verá que também é assim: o medo, a raiva, a culpa, todos estes sentimentos têm raiz na infância, afinal, foi lá que sua mente aprendeu todos os sentimentos fundamentais para sua sobrevivência. **Mas será que os seus sentimentos estão de acordo com sua vida hoje? Qual o impacto das emoções na sua vida? Será que seu subconsciente (criança interior) está agindo no hoje ou será que está presa nos acontecimentos do passado?**

A sua mente subconsciente não pode raciocinar, portanto, para fazer com que você tenha razão nas suas decisões "racionais", ela sempre associará "emoções", mesmo que, na verdade, você esteja errado. Ela sempre trabalhará para tornar correta a informação, mesmo se a informação (programação) estiver errada. Por esse motivo, temos tantas divergências de opiniões em um mesmo assunto. Você não entende o que realmente é, entende o que sua mente subconsciente foi programada para entender. Um exemplo que uso em consultório é do **"homem-bomba"**.

Se eu te perguntasse se é correto uma pessoa encher seu corpo de explosivos, ir a um evento e explodir todas as pessoas que estão lá, o que responderia? Muito provavelmente que não, que é errado, que é um absurdo utilizar esse recurso e ainda mais justificar que é feito em nome de Deus... Acertei? Espero que sim. E concordo com você. Pois temos a mesma crença, o mesmo pensamento, somos brasileiros. Mas se eu fizer a mesma pergunta para uma pessoa que cresceu entre estas pessoas (radicais extremos), muito provavelmente ela diria que é correto, sim, que faz parte do plano de Deus, que a pessoa que faz isso é um privilegiado, um escolhido. **E qual pensamento está correto?** Na verdade, os dois, mas nas suas respectivas programações subconscientes, devido a todas as sugestões recebidas pelas pessoas, principalmente na primeira infância. Resumindo: cada um de nós se tornou o resultado da sugestão (crença) aceita pelo consciente nas primeiras fases da vida, afinal, na infância, acreditamos em tudo que as pessoas mais velhas nos dizem. Depois dos oito anos, mais ou menos, em geral nos tornamos mais críticos, indagando **o porquê de tudo. FEZ SENTIDO?**

Lembre-se também de que sugestão, segundo o dicionário Houaiss (c2024), é o "ato ou caso de pôr alguma coisa na mente de alguém", ou seja, é o processo mental que permite a absorção de pensamentos e ideias na mente.

O bom disso tudo é que, se você duvidar, negar ou não quiser, ninguém consegue sugestioná-lo, não irá acontecer. Mas se você, no seu consciente, ficar repetindo com palavras ou pensamentos, sentimentos de tristeza, raiva, de ser incapaz, de ser azarado ou qualquer coisa que não queira mais, a mente consciente aceitará a informação e assim o subconsciente acabará fazendo disso a sua nova realidade, goste dela ou não. Uma dica de ouro é: **"Pare de pensar no que não quer mais, e comece a pensar como se já tivesse tudo que deseja"**, só assim o seu subconsciente agirá para torná-lo realidade.

UTILIZANDO O SUBCONSCIENTE A SEU FAVOR

É preciso saber que o consciente é o responsável por permitir a entrada das sugestões no subconsciente. Se você realmente negar a sugestão, ela não entrará e não fará sentido nenhum. Porém, quando você aceita de forma consciente a sugestão, ela automaticamente pode entrar e integrar a sua vida de forma automática. Mas lembre-se de que, se o seu consciente deixar passar a informação, o subconsciente reagirá a estas informações, pois simplesmente aceitará tudo o que o consciente aceitar. Parece fácil, né? Mas não é tão simples assim. Vou exemplificar melhor, utilizando frases e situações comuns, que normalmente passamos na infância. A seguir, explico como isso pode te afetar durante a vida.

FRASES QUE SEMPRE OUVIMOS OU SITUAÇÕES QUE VIVEMOS NA INFÂNCIA	COMO ELA PODE AFETAR SEU SUBCONSCIENTE E BLOQUEIA VOCÊ HOJE
Dinheiro não traz felicidade!	Você vive sem dinheiro e, quando tem, gasta muito rapidamente. Afinal, seu subconsciente quer te proteger e ele sabe que você quer ser feliz. *ENTÃO, BORA GASTAR!* Sem falar naquela prova ou concurso para qual você se mata de estudar e nunca passa; afinal, se você passar, vai ter muito mais dinheiro, né?
Dinheiro não é tudo na vida!	Adivinha? Você quer ter tudo na vida, mas como o subconsciente é literal, faz com que você tome, automaticamente, decisões para não ter dinheiro.
Dinheiro não dá em árvore!	Você trabalha excessivamente para realizar o seu sonho de ter dinheiro! Mas por que para algumas pessoas sempre parece mais fácil? Será o subconsciente?
Casamento não é fácil, você vai entender quando se casar!	Você testemunhou as brigas do seu pai e da sua mãe no relacionamento, e agora repete os mesmos erros. Adivinhe qual a programação do seu subconsciente?

Essa nota está boa, mas você podia ser melhor!	Você se cobra demais por resultados e nunca está satisfeita com o que alcança. Sempre acha que podia ser melhor e se culpa pelas coisas que dão errado!
Não se pode confiar nas pessoas!	Você vive desconfiado de todo mundo e, no final, não consegue manter relacionamentos, empregos, amizades. De tanto desconfiar, você se maltrata, não se acha merecedora e sufoca todos os tipos de relacionamento, causando todos os tipos de briga.
A vida não é fácil, você vai ver!	Parece viver em guerra com o mundo? Tudo que você faz parece sugar toda a sua energia? Adivinhe...
Ao crescer, você conviveu com o relacionamento ruim entre seus pais, mas ela(e) não se libertava do sofrimento.	Você repete este padrão, e sempre se envolve com pessoas que te fazem sofrer? Será que seu subconsciente achou que este tipo de relacionamento era o correto?
Você, na infância, percebeu que os seus pais nunca mudavam de emprego, embora vivessem reclamando dele. Quando perguntados sobre o assunto, respondiam que precisavam aguentar, pois o mercado de trabalho não dá chance aos velhos!	Muito provavelmente você está na mesma situação e ainda fala para si mesmo: "Deve ser carma de família!". E ainda lhe ocorrem pensamentos de que está velho demais para isso ou aquilo, e deixa os seus sonhos de lado.

Ao executar tarefas domésticas, vivia derrubando os objetos. Logo ouvia gritos de que "você não faz nada direito", "você é burro", "você não serve para nada" etc.	Você tem medo dos desafios, de mudanças, pois isso carrega uma grande chance de fracasso. Você fica travado, se acha menor que os outros e tem uma péssima autoestima.
Você foi fazer uma apresentação na sala de aula ou para seus amigos. Algo sai errado e todos à sua volta ficam rindo de você.	Você não consegue falar em público, mas quando está acompanhado de apenas uma pessoa, sente-se cheio de ideias boas. No entanto, na reunião da empresa você fica travado; se vai falar, as palavras não saem como planejado e você não sabe o porquê disto?
Só ganha dinheiro quem engana os outros.	Se você é uma pessoa boa, imagino que se sente até culpado quando ganha algum dinheiro extra. E muito provavelmente você o gasta bem rápido, né?
Mais vale um pássaro na mão do que dois voando!	Fica com medo de arriscar em um novo emprego ou projeto inédito que poderia fazê-lo ganhar mais dinheiro. Ou seja, vive PROCRASTINANDO (e reclamando).
Tudo na minha vida é mais difícil.	Parece que você vive em uma batalha. Mas adivinha quem escolheu este caminho sem que percebesse?

Não quero ser pobre. Um dia vou ter dinheiro.	"Não pense em um cachorro azul!". PENSOU, NÉ? Se você não quer ser pobre, adivinha no que sua mente não deveria estar focando? Se UM DIA você tiver dinheiro, será apenas UM dia, e não HOJE, tá?
Quanto mais ganho, mais eu devo!	Entrou dinheiro na conta e logo aparece algo para pagar?
Se não fizer dívida, nunca vou ter nada!	Adivinha... Como está sua vida financeira mesmo?

Estas são apenas algumas frases e situações que demonstram ações sutis possíveis do subconsciente para pôr em prática as programações que em algum momento da vida, deixamos passar e muitas vezes aceitamos sem perceber. Mas pense agora comigo: se o consciente permitiu que as autoridades da nossa infância nos passassem estas informações, que não servem mais para a gente (mas acredite, um dia serviu!), será que se a gente treinar e fizer com que o consciente obrigue o subconsciente a aceitar uma nova sugestão lógica, poderíamos virar o jogo? Lembre-se de que tudo que o seu consciente acredita, supõe e insiste que vai ser bom, a mente subconsciente tende a aceitar e buscar realizar aquilo para você, afinal, ela está aqui para te proteger, do jeito dela, mas vai fazer tudo por você.

Mas, então, como mudar isso? Existem meios para conseguir? A resposta é SIM! Mas quais os passos para conseguir vencer medos, traumas e outros bloqueios mentais?

O primeiro passo seria identificar e enumerar as sugestões negativas que te afetam – e com certeza serão muitas. Todos nós as temos! Não é mesmo? Afinal, todos aprendemos as emoções na infância, choramos de fome, medo, raiva, sono, dor e solidão, porque os pais brigaram, porque o amigo não emprestou um brinquedo, por acordar à noite e se ver sozinho no berço, preso e sem ninguém por perto! Choramos e choramos muito, e o pior é que muitos desses choros foram por motivos que não eram ameaças reais, pode ter sido apenas imaginação da mente infantil que não distinguia o hoje do amanhã, o real do imaginário.

E, pensando dessa forma, com certeza você irá identificar vários gatilhos destrutivos e limitantes dentro de si, mas enfrentá-los é o único jeito de caminhar em direção ao autoconhecimento e à cura.

O segundo passo seria entender que o seu subconsciente conhece todas as respostas a todas as perguntas do seu consciente e, ao mesmo tempo, ele não argumenta com você, não se nega a aceitar as sugestões que você permite que cheguem até ele. O subconsciente simplesmente aceita e vai usar isso em todos os momentos a partir dali, sejam sugestões boas ou ruins.

Pergunto, então: quais as sugestões que você tem permitido "entrar" no seu subconsciente? Será que está piorando os seus sintomas? Está se bloqueando? Está criando mais obstáculos com frases do tipo: "Sou velho demais!", "Não adianta fazer, pois nada dá certo", "Nasci para sofrer mesmo", "Só arrumo relacionamento ruim", "Sou pobre, mas sou feliz", "Nasci para ser pobre mesmo", "Nasci assim e não consigo mudar" etc. Essas atitudes podem acorrentar ainda mais sua vida, e a cada vez que repete para si, mais forte fica a vontade do subconsciente em realizar a sugestão.

Sabendo dessas características da mente, podemos então virar o jogo, usando técnicas de autossugestão positiva. Lembre-se de que o consciente é o vigia da porta do subconsciente, é ele quem vai deixar passar as informações ao subconsciente. Que tal, então, criar frases positivas, diretas e no momento presente? Só assim o subconsciente volta a protegê-lo, o único poder está naquilo que você pensa e acredita. Nem de brincadeira diga frases ruins a si mesmo, pois o subconsciente é literal, não sabe a diferença entre o real e o imaginário, muito menos entende quando você fala algo por brincadeira. Ele vai providenciar para que aconteçam, então tome cuidado com o que diz e pensa a respeito de você.

Você é dono do seu caminho, comanda a sua alma e suas escolhas. Mude e verá a mudança acontecer à sua volta, na sua vida. A sua mente acredita, aceita e procura o que você lhe diz, e por isto deixarei algumas frases de autossugestão para você repetir, o que não te impede de criar a sua, para que faça mais sentido conforme os seus desejos. Faça toda noite antes de dormir e todo dia ao acordar, antes de levantar-se. Seja o seu milagre!

FRASES DE AUTOSSUGESTÃO POSITIVAS PARA O DIA A DIA	O QUE ELA PODE FAZER POR VOCÊ?
Eu escolho a felicidade todos os dias!	Pode fazer com que o seu subconsciente te guie observando as pequenas vitórias, sendo assim mais feliz com as pequenas e grandes coisas.
Sou mais saudável a cada respiração.	Regulação corporal e saúde crescente a cada respiração.
Todas as minhas atitudes me levam para a prosperidade e abundância.	Crescimento profissional e financeiro de forma natural.
O dinheiro é uma bênção e sou merecedor de todas as bênçãos.	Aprender a lidar com o dinheiro, sem o impulso de comprar tudo o que vê e depois ficar sem dinheiro. Aprender a poupar.
Perco peso com facilidade e amo fazer exercícios físicos.	Auxílio na diminuição de peso e ajuste da mente para execução de atividades físicas sem sofrer.
Meu metabolismo acelera e tenho o corpo que desejo.	Alcançar o corpo que deseja, acelerar o metabolismo e alcançar uma vida mais saudável.
Meus passos me levam à felicidade e à realização profissional.	Caminhar em harmonia com o trabalho e trazer a realização profissional, nem que esses passos me levem a uma mudança de carreira.

Lembro com facilidade de tudo que estudo.	Melhora da performance escolar e também para provas e concursos.
Provas e concursos são etapas que venço com tranquilidade.	Retirar a ansiedade e o medo das provas, que podem resultar no famoso "BRANCO" da memória.
A cada respiração, controlo melhor o corpo e a mente.	Melhorar o autocontrole, principalmente em momentos mais turbulentos.
Minha mente é saudável e cada vez mais leve.	Retirar o peso e a culpa do passado, trazendo mais leveza aos pensamentos.
Meu corpo sempre anda em equilíbrio junto à mente.	Trazer de volta a percepção corpo-mente-espírito, viver o momento presente.
Vejo a felicidade sempre ao meu lado.	Trazer a felicidade para um ambiente próximo, não deixar no passado nem no futuro, e sim no momento presente.
Meu corpo se recupera com facilidade e rapidez sempre.	Auxiliar o corpo a restabelecer a saúde nos momentos de instabilidade física.
Desenvolvo a autoconfiança em meus atos e minhas decisões.	Ter confiança plena nas próprias decisões e em tudo que precisa realizar em curto e médio prazo.

A cada dia me sinto mais forte e merecedor de coisas boas.	Trazer ânimo e confiança, que vencerão qualquer obstáculo. Os resultados serão bons.
O sucesso é uma decisão e eu decido agora ter sucesso em qualquer área da minha vida.	Crescimento pessoal e profissional em todas as áreas.
Os meus pensamentos se tornam mais claros e objetivos a cada dia.	Garantir clareza de pensamento, ideias inspiradoras e saber os passos para seguir com sucesso.
A ansiedade e a depressão não existem mais na minha vida, pois sou livre!	Auxiliar os demais tratamentos para que você acredite na cura e no equilíbrio com relação à doença.
Tenho mais satisfação comendo menos a cada dia.	Trazer saciedade comendo menos, sem que você sinta fome nas dietas que realizar.
Desenvolvo prazer e entusiasmo ao lidar com os outros.	Tirar a pessoa da não convivência profissional ou pessoal com os outros.
Estou mais feliz e saudável a cada dia e vivo com muita energia e vitalidade.	Trazer saúde, equilíbrio, vitalidade e vontade de viver.
Minha autoconfiança é inabalável!	Ter mais confiança em si mesmo.

A cada dia me torno melhor de todas as formas.	Evolução e autoconhecimento, pois ajuda a enxergar as melhorias em todas as áreas da vida.
Sou uma pessoa interessante e de valor e tenho muito a oferecer onde eu estiver.	Ajudar você a ver o seu valor no mundo e a ver que você pode ajudar os outros independentemente da situação.
Sou um sucesso e alcanço todos os meus objetivos.	Abrir as portas do seu futuro bem-sucedido.
O passado está morto e estou livre dele.	Retirar da mente o peso e a culpa pelo passado, ajudar a superar mágoas e rancores.
Confio no meu futuro, eu o espero com entusiasmo, pois sou livre, leve e feliz.	Trazer a alegria em esperar o dia seguinte, com a certeza de que o amanhã será melhor do que hoje.
Todas as células, tecidos, nervos e órgãos do meu corpo estão, neste momento, tornando-se sadios, puros e perfeitos. Saúde e harmonia estão restabelecidas no meu corpo.	Só há um processo de cura: a fé. Só há um poder curador para a sua mente subconsciente. Estas frases trazem o seu poder de cura com toda a força, a imaginação e a fé nela agem no subconsciente, liberando o poder criador do mundo.

As frases de autossugestão devem ser feitas na seguinte sequência:

1. Escolha apenas uma frase.
2. Escreva-a em um papel dez vezes seguidas.

3. Leia em voz alta cada uma das frases, mas entre uma e a outra, pare, respire lentamente, mentalizando e procurando sentir como se já vivenciasse a realidade do que leu na frase.
4. Coloque a frase no seu momento presente.
5. Se estiver fazendo antes de dormir, ao terminar, apenas se deite e tente não pensar em mais nada; concentre-se apenas na respiração.
6. A frase deve ser repetida todos os dias por no mínimo 21 dias; se pular um dia, volte ao início e recomece.
7. Depois de 21 dias, você pode substituir a frase ou mantê-la sempre. O que fizer mais sentido para você.

O SUBCONSCIENTE NÃO CONHECE LIMITES

Você é aquilo que você pensa e tem a capacidade de escolher. Lembre-se de que a mente subconsciente não discute, ela simplesmente imprime as coisas em que o seu consciente acredita, ou seja, reage àquilo que está dentro de você. Pense assim: quando alguém fala mal de você, o que lhe acontece? Fica bravo, né?! Mas já parou para pensar por que fica bravo? Fica bravo porque acredita que as pessoas podem acreditar naquilo, pois, se você não ligasse, se fosse algo que não fizesse parte de você, não reagiria. Veja só: isso está dentro de você e não no outro. O outro não consegue machucá-lo, mas você, sim, você tem o poder de se maltratar aceitando as sugestões. Mais uma prova disso é que, se eu te chamar de "Azul", você ficaria bravo? Não, né? Desse modo, não há reação, porque não faz sentido para sua mente você ser AZUL... não tem emoção... Concorda?

O seu subconsciente pode fazer milagres na vida e no corpo. Tem uma frase de que gosto muito; ela diz assim: **"Cuidado com o que você pensa, pois você pode consegui-lo!".** Eu mudaria um pouco a frase para o seguinte: **"Cuidado com o que deseja, pois você VAI consegui-lo!".**

E esta é uma das maiores verdades que já vivi: o subconsciente não entende brincadeiras, e simplesmente o faz tomar as decisões do dia conforme suas falas e seus pensamentos. Entenda que o subconsciente não faz por maldade, ele simplesmente faz porque você, de alguma forma, aceitou a sugestão ruim para si mesmo – às vezes, até mesmo em uma brincadeira "boba".

Note, por exemplo, o número de casos de atores e atrizes que entram em depressão ou crises de pânico devido ao peso que o personagem aplica em sua mente. Lembre-se: o subconsciente não sabe a diferença do real e do imaginário. Você se lembra do ator Heath Ledger? Após fazer um sucesso enorme na pele do vilão Coringa, acabou tendo uma overdose fatal aos 28 anos, em 2008. O ator entrou em um quadro depressivo, alguns dizem que ele nunca conseguiu se distanciar do personagem interpretado – ou, pelo menos, o seu subconsciente permaneceu como do Coringa –, o que o fez se afundar nas drogas.

Lembre-se: você é o comandante de sua alma, você pode escolher o seu caminho e o seu futuro, então, escolha a vida, a felicidade e as bênçãos. Diga a você frases boas (mesmo que não acredite no início), insista com elas, que o seu subconsciente vai acreditar nelas e torná-las realidade. O subconsciente controla todas as funções do corpo, conhece a solução de todos os problemas, nunca dorme ou descansa.

Ele é a verdadeira origem de tudo que temos, sonhamos e construímos. Santos Dumont determinou que seria capaz de voar, não aceitou limites e insistiu no plano até que desse certo. Não tenha PLANO B, tenha somente o PLANO A, e tenho certeza de que alcançará o que deseja. Se tiver o plano B, tenho certeza de que, na primeira dificuldade, vai abandonar o plano A e vai direto para o plano B, e se estiver no plano B, pensará no plano C, e assim sucessivamente.

Você será a pessoa que já fez de tudo, mas não realizou nada. Eu era assim também, sempre tinha planos. Até o momento em que decidi ter apenas o plano A. E adivinha? Estou nele até hoje, sendo este livro apenas uma das partes dele. Resumindo: a sua mente subconsciente pode realizar milagres, apenas **ACREDITE.** Não estou falando que é fácil, estou falando que é muito possível, e se não puder fazer sozinha(o), procure ajuda profissional. **BATA NO PEITO E VENÇA!**

O SUBCONSCIENTE AFETA O SEU CORPO (DO JEITO BOM E DO JEITO RUIM)

Você já deve ter ouvido ou lido a frase: **"O que a mente não expressa, o corpo imprime"**. Mas já parou para pensar o que ela quer dizer? Simplesmente que todas as nossas experiências, todos os acontecimentos (reais ou não) afetam o corpo. Como o Dr. Joseph Murphy diz no seu livro, *O poder do subconsciente*:

> **Quaisquer que sejam os pensamentos, crenças, opiniões, teorias ou dogmas que escreva, grave ou imprima na mente consciente, você vai experimentar como manifestação objetiva sob a forma de circunstâncias, situações ou eventos. O que escreve internamente, você experimenta externamente.**

Tudo o que você diz para si mesmo, seja real ou não, de forma verdadeira ou por brincadeira, constantemente, vai ser passado para sua mente subconsciente. No entanto, como ela não tem a capacidade de argumentar, passará a tomar atitudes, de forma automática, por meio de hábitos, conforme a instrução dada pelo consciente. Se todos tivessem noção disso, talvez poderíamos mudar a forma de lidar com a mente e com as informações do mundo.

Mas, depois, o que acontece? A partir do momento em que o seu subconsciente aceita a sugestão do consciente, ele começa a dar respostas corporais às informações, mas de forma literal, sem separar a brincadeira do real, o bom do ruim, a tristeza da alegria, o trauma da cura. Ele simplesmente faz!

Agora pense comigo: o que deseja uma pessoa que fica repetindo que veio ao mundo para sofrer? Quer ser feliz? Com certeza, sim, todos nós queremos ser felizes. O que a pessoa quer quando fala isso? Quer atenção, certo? Conscientemente falando. Mas e o subconsciente, o que vai fazer? Simples, fará com que os hábitos, as emoções e as memórias se fixem na ideia de que esta pessoa "veio ao mundo para sofrer", afinal, é o que ela vive falando para si mesma, então a mente primitiva leva ao "pé da letra" e direciona as decisões para que, de fato, a pessoa sofra, seja pelo emocional ou pelas dores físicas. E esse foi apenas um dos milhares de exemplos que poderia citar a você.

A ideia é que entenda que precisamos alinhar os pensamentos com aquilo que QUEREMOS e não com o que NÃO QUEREMOS. A mente subconsciente é literal e não entende o NÃO. Quer um exemplo? Agora pedirei para você não fazer uma coisa. Olha só o que estou pedindo:

"QUE NÃO FAÇA O QUE VOU PEDIR"! Eu quero que agora, de forma automática, prestando atenção ao primeiro pensamento que vem, você não pense em um cachorro azul!

E aí? Conseguiu? Lógico que não! Você pensou no cachorro azul. Sabe por quê? Porque para você não fazer algo, sua mente primitiva primeiro te leva a sentir ou fazer aquilo que não quer. Portanto, quando falamos que não queremos mais sentir dor, que não queremos mais relacionamentos abusivos, que não queremos mais a ansiedade ou a depressão, a cada dia parece que tudo fica pior e mais difícil. Lógico! Estamos pedindo errado para nossa própria mente. Começando assim, há uma briga interna enorme, entramos em um looping de desejar algo e receber outra coisa, começa a pensar conscientemente que a vida é ruim, que você não merece isso, não merece aquilo, que aparece castigo divino.

Percebe agora o que você anda fazendo consigo mesmo? É a Lei da Ação e Reação; você fala, o subconsciente "lê" o que você fala, provoca todas as reações corporais que você sente (dor física, ansiedade, depressão, diarreia, dor de cabeça, zumbido no ouvido, diabetes, obesidade etc.). Com isso, seu físico entra em desequilíbrio, em desarmonia e, no final, você ainda culpa a sua mente por reagir assim e fica perguntando a Deus por que Ele permitiu a você, uma pessoa tão boa com os outros, tamanho sofrimento. Nem Deus, nem a sua mente subconsciente são culpados, e nem você. Percebe que tudo acontece de forma sutil e que as coisas são resultado dos pensamentos? Mude seu pensamento e mudará o mundo.

Com que frequência você tem, em um dia, pensamentos destrutivos, ideias negativas, raiva, ciúmes, medos irracionais, pensamentos de vinganças, de não merecimento, de sofrimento? Percebe que eles são veneno para você? E o que você faz com o veneno? Você continuaria tomando-o se descobrisse que é veneno? Lógico que não. E por que continua pensando coisas negativas quando eles vêm? Sei que é difícil não ter estes pensamentos, sei que é difícil sair da crise, mas o que estou dizendo é que, se você trouxer três pensamentos bons a cada pensamento ruim, uma hora sua mente subconsciente vai aceitar o pensamento bom e esquecerá o pensamento ruim, e você sairá do looping negativo.

Participe do jogo do subconsciente, alinhando o consciente com ele, e não colocando os dois para brigar. Use as estratégias de que já falamos e una com as estratégias físicas que abordaremos nos próximos capítulos. Lembre sempre que você não consegue falar para o seu coração bater mais rápido ou mais devagar, é uma reação fisiológica. Mas o que acontece quando você permite que um pensamento ansioso ou de medo ocupe sua mente? O coração acelera. Viu só? Ao se manter no pensamento negativo de forma consciente, você deu a informação para o subconsciente, que preparou o corpo para lutar ou fugir.

E de que precisamos para lutar ou fugir? Um músculo bem nutrido. E onde estão os nutrientes? No sangue. E quem faz o sangue circular até os músculos? O coração. E como ele faz isso? Batendo forte. Entendeu? E o que você faz quando sente o coração acelerar? Já pensa assim: "LÁ VEM A CRISE DE NOVO! E o que seu subconsciente faz com esta informação? Então... entenda: o subconsciente é como a inteligência artificial, para quem você passa uma palavra apenas e ela escreve todo o roteiro do filme com base em sua programação.

Se não conseguir fazer isso sozinho, procure ajuda profissional. A hipnoterapia é uma excelente técnica para aprender a lidar com o subconsciente. Ela pode te ajudar em várias situações. E você deve estar se perguntando: "Então, se eu fizer hipnoterapia, vou ficar livre de tudo?". Em partes, sim, só não esqueça que a desordem emocional pode te colocar em disfunção física também, ou seja, **TRATE A MENTE, MAS NÃO SE ESQUEÇA DO CORPO.**

"Mantenha a mente consciente ocupada
com a expectativa do melhor e
o subconsciente reproduzirá fielmente
pensamentos habituais."
Dr. Joseph Murphy,
O poder do subconsciente

CAPÍTULO 4

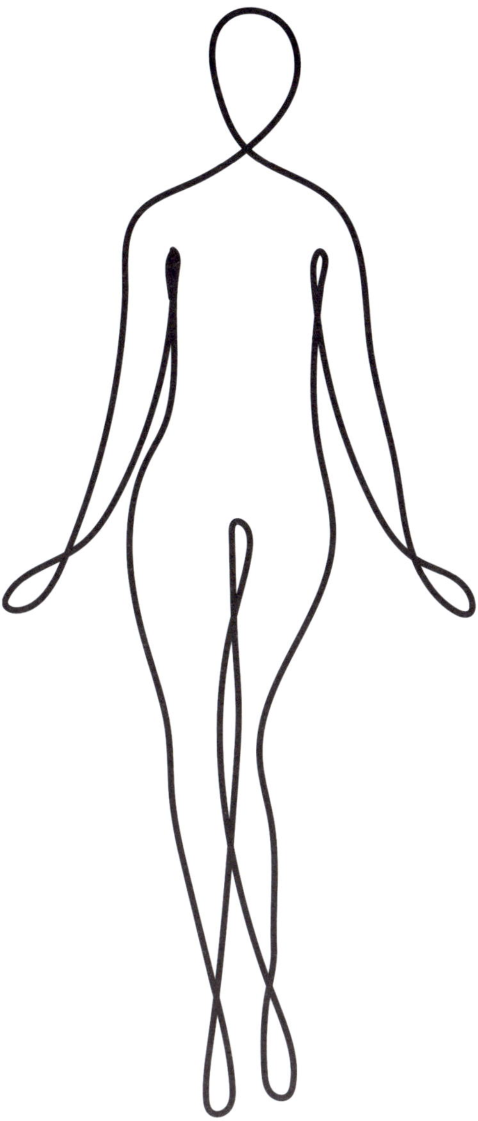

Capítulo 4

Entendendo o corpo

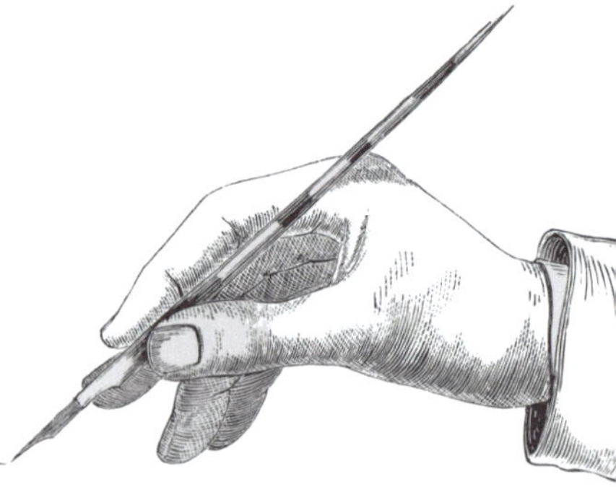

Neste capítulo, falaremos um pouco sobre o corpo. De forma prática e com linguagem simples, explicarei como ele realmente funciona, como reage às agressões, como pode se curar (sim, ele tem essa capacidade) e como as informações mentais e as programações erradas podem desequilibrar um corpo até então saudável. Entender essa máquina é de fundamental importância para ajustarmos a conexão entre corpo e mente.

Todos sabemos que o corpo humano é, sim, uma máquina complexa e projetada para ser perfeita. E eu me perguntava por que tudo aquilo estava acontecendo comigo. Foi difícil entender que a minha mente estava jogando outro jogo, e que meu corpo estava reagindo a tudo o que eu já havia produzido, durante toda a vida. O corpo estava cansado, sobrecarregado e implorando por uma pausa (Fig. 06). Mas não o fiz, e o resultado veio. Os sintomas apareceram e me mostraram que o "negócio" era mais fundo. Mas, por já entender da mente, ainda me perguntava como e por que a minha atacou o corpo daquela forma, e por que o meu corpo lutava tão desesperadamente para fugir de tudo, para fugir até de mim mesmo?

Fui atrás de mais estudos e encontrei a resposta que tanto desejava, principalmente quando a conexão do corpo com a mente ficou tão clara. É incrível ver como somos tão poderosos ao ponto de causar tantos estragos em nós mesmos. Foi aí que me veio a pergunta: **Se a mente é poderosa para causar todos esses sintomas no corpo, se o corpo responde à mente com tamanha intensidade, se o que sentimos no corpo também piora a mente, então, o corpo poderia ajudar na cura da mente e de si ao mesmo tempo?** Sempre achei que sim... Só faltava saber como...

A partir desse momento, entrei nos estudos que relato a partir de agora.

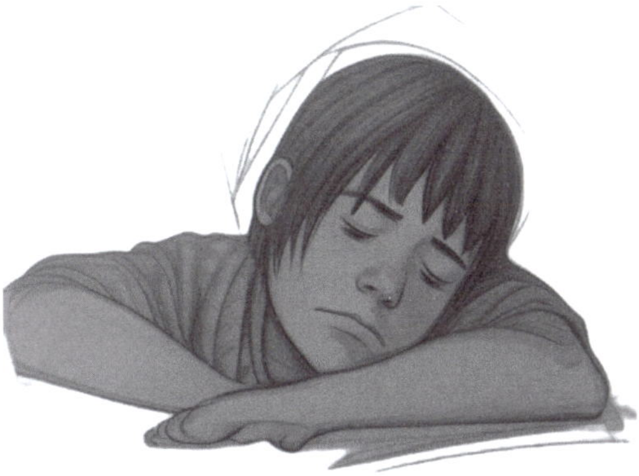

Fig. 06 – O corpo vai pedir socorro.

O CORPO HUMANO E O PODER DA AUTOCURA

O corpo humano é dotado de mecanismos intrínsecos de autorregulação que permitem lidar com diversas situações e manter um estado de equilíbrio, conhecido como homeostase. Essa capacidade de autorregulação é fundamental para garantir o funcionamento adequado dos órgãos e outras partes corporais, mesmo diante de mudanças radicais no ambiente externo. Esses mecanismos de controle homeostático abrangem diversos aspectos, como a regulação da temperatura corporal, pH, volume dos líquidos corporais, pressão arterial, batimentos cardíacos e concentrações dos elementos sanguíneos.

É importante destacar que o corpo humano possui notável capacidade de regeneração e cicatrização natural. Por exemplo, o processo de colagem óssea ocorre de forma natural, sem a necessidade de gesso para manter os ossos alinhados, além da cicatrização de feridas e cortes. Esses mecanismos permitem que o organismo funcione de maneira adequada, seja na absorção de nutrientes, no processo de cicatrização de feridas ou na eliminação de resíduos alimentares, ou tóxicos.

No entanto, quando ocorre um desequilíbrio, o funcionamento adequado do organismo é comprometido. Os órgãos deixam de funcionar corretamente e o organismo fica sobrecarregado e inflamado, resultando no comprometimento do poder de autorregulação. Essa situação de desequilíbrio pode se manifestar por meio de uma variedade de sinais e sintomas no corpo.

Alguns sinais comuns incluem dores de cabeça, tonturas, insônia, coceira ou lacrimejamento nos olhos, zumbidos no ouvido, congestão nasal, alergias não preexistentes, sensação frequente de limpar a garganta, aftas, acne, feridas na pele, pele seca, taquicardia, dificuldade de respirar, náuseas, diarreia ou constipação, sensação de abdômen distendido, fraqueza, fadiga crônica, problemas de memória e concentração, mudanças repentinas de humor e até sintomas mais graves, como ansiedade, medo, nervosismo, raiva, irritabilidade, agressividade e depressão. Dependendo do nível de sobrecarga, esses indivíduos podem apresentar uma condição constante de doença ou sentir-se doentes mesmo com exames clínicos normais, devido à presença persistente de sintomas.

Isso sem falar na baixa resposta corporal aos tratamentos. Sabe aquela pessoa que diz assim: "Quando faço dieta, minha vizinha emagrece, mas eu não!" ou "Quando fico doente, os remédios demoram a fazer efeito"? Ou simplesmente desistem de se tratar por achar que nada trará o resultado desejado?

Lembre que um corpo cansado não consegue correr dez metros, e assim também funciona para tudo. Um corpo estressado tende a gastar muito mais energia em atividades rotineiras e necessárias na atualidade, como trabalhar, dirigir e principalmente o simples ato de pensar. **A compreensão desses processos de autorregulação e desequilíbrio é fundamental para a promoção da saúde e do bem-estar.** É importante buscar medidas que ajudem a restabelecer a homeostase e promover a saúde do corpo e da mente. Entender os desequilíbrios que o estresse causa na vida diária e o quão perigoso ele pode ser é fundamental. E é sobre isso que falaremos a seguir.

ESTRESSE – O GRANDE VILÃO

Importante é entender que tudo vira uma enorme bagunça ao se pensar onde tudo começa. Até que ponto tudo é causado pela mente? Até que ponto é apenas físico? Será algo emocional que afetou o físico? Ou será o físico que afetou o emocional? Será algo que aconteceu e afetou os dois juntos? Difícil saber, né? E digo mais: tente achar um culpado e você se surpreenderá com a resposta. Mas, em primeiro lugar, entenda que não existe culpa, todas as decisões que você tomou foram as melhores que tinha na época. Afinal, ninguém toma uma decisão pensando: "Vou tomar essa decisão porque sei que dará tudo errado!".

O que quero dizer é que o estressor inicial do seu corpo pode ser qualquer evento do mundo exterior que lhe ocorreu, seja ele bom ou ruim. Ele pode agir de forma negativa, dependendo do momento em que o conjunto corpo/mente se encontra. Até mesmo uma situação de felicidade ou euforia extrema pode desequilibrar a sua homeostase corporal.

O estresse aumenta o risco de qualquer pessoa contrair uma doença, e esta, por sua vez, tende a ser pior do que seria em uma situação não estressante, fazendo com que a doença vença as defesas da pessoa de maneira mais rápida.

O corpo e a mente humana tendem a antecipar situações de modo a deixar o organismo preparado para enfrentar eventos subsequentes, sejam eles bons ou ruins. Falando de outra forma, basta a gente imaginar, pensar que algo ruim está para acontecer, que o seu corpo começa a interpretar isso como risco, e já se prepara para lutar ou fugir, de modo dinâmico, variável, mas com os mesmos padrões aprendidos no passado. Sendo assim, podemos dizer que o ser humano vive o mundo real, o imaginário, o virtual e o simbólico da mesma forma, o corpo e a mente não conseguem diferenciar estas situações, reagindo sempre da mesma forma a coisas iguais ou semelhantes.

ESTRESSE E ANSIEDADE

Já reparou que, às vezes, você está em um lugar divertido, cheio de pessoas em volta, rindo, mas de repente se sente ansiosa(o), fica ofegante, o coração bate mais rápido, e você se pergunta por que está daquele jeito? Olha ao redor e, depois de um tempo, vê de relance alguém que faz você lembrar de alguém que te fez mal no passado. Ou qualquer outra coisa.

É importante saber que o corpo sempre reage antes que o próprio consciente tenha noção dos acontecimentos. Isso ocorre porque o subconsciente é muito mais rápido do que o consciente. Fazendo uma comparação entre mente *versus* computador, o consciente processa uma média de 40 bits de informação por segundo, já o subconsciente processa algo em torno de 20 milhões de bits por segundo, e esta diferença astronômica justifica a demora de tomarmos consciência de algo depois que ocorreu. Sabe aquela reação rápida que falamos que foi reflexo? Ou "meu sexto sentido me avisou"? Ou o próprio déjà-vu? Então, todas elas são o seu corpo tomando decisões emocionais ou habituais (subconsciente) antes mesmo de o pensamento chegar de forma analisada e raciocinada (consciente). O que reforça a tese de que o consciente só serve para achar uma justificativa, uma razão para uma decisão emocional ou habitual que tomamos.

Segundo estudos recentes, ao vivenciar o estresse prolongado e agudo, toda a parte relacionada ao aprendizado, à habilidade sináptica e às defesas imunológicas fica prejudicada, e ao vivenciarmos um estresse transitório e moderado, esses sistemas são fortalecidos. Em outras palavras, o estresse tem o poder de ser o mocinho ou o grande vilão da sua vida.

O estresse afeta diretamente vários sistemas do corpo, sendo eles o sistema musculoesquelético (dores crônicas como fibromialgia), o sistema imunológico (sabe aquela gripe depois de uma grande decepção ou tristeza?), ciclo do sono (quantas noites sem dormir devido a preocupações, muitas vezes infundadas? A mente não desliga), o comportamento alimentar (obesidade, bulimia ou anorexia, desenvolvidas por eventos traumáticos ou medos irracionais), sistema digestivo (síndrome do intestino irritável, gastrites e úlceras), diabetes (pós-estresse crônico), sistema reprodutor (homens e mulheres com distúrbios hormonais devido ao estresse) e ainda tem o estresse vivido pela nossa mãe no período pré-natal, que pode nos afetar pela vida toda, sem que façamos ideia de onde vem toda essa turbulência do corpo e da mente. O problema é que, na maioria das vezes, se tivéssemos conhecimento, tudo isso poderia ser evitado.

Quem sabe algum dia, uma gestão governamental coloque a obrigatoriedade do conhecimento das reações mentais e corporais, e como isso influência em todas as nossas decisões de vida. Seria maravilhoso conhecer tudo isto antes de explodir, não é?!

Os estudos sugerem que a ansiedade envolve a desregulação do sistema nervoso autônomo (PAPPENS, M. *et al.*, 2015). Eventos ambientais, nutricionais ou emocionais estão envolvidos nesse processo e, ao contrário do que se pensa, a ansiedade não é apenas um desequilíbrio emocional e sim um desequilíbrio emocional, físico, nutricional e socioambiental. Entender que estressores físicos e sociais influenciam, aumentando níveis de cortisol (o hormônio do estresse) e também a frequência cardíaca, nos colocando em estado de alerta, mudando comportamentos sociais, autoconfiança, trabalhando a interação social e nos afastando dos espaços sociais, sejam familiares ou não.

Devido ao aumento do cortisol, outro fator muito importante é afetado pela ansiedade: o sono; dormir vira uma luta, uma bagunça que só tende a piorar se não olharmos atentamente para nós mesmos. Quem nunca passou noites maldormidas, ou até mesmo em claro, devido a um compromisso importante no outro dia, uma prova e até mesmo aquela viagem tão sonhada das férias? Sabemos que o sono é reparador e recuperador, e devido a essas características, afeta diretamente o comportamento e rendimento nos dias seguintes. Mas quando associado à ansiedade, as noites maldormidas se tornam bomba-relógio, e em um determinado momento irá explodir, muito provavelmente piorando os demais sintomas e transformando a sua ansiedade na terrível depressão. Ou seja, completamos agora o ciclo estresse-ansiedade-depressão-estresse.

ESTRESSE E DEPRESSÃO

Você já viu alguém estressado? Entenda "estresse" como um fator tanto interno quanto externo. Ou seja, nem sempre o indivíduo estressado "demonstra" seu estresse visivelmente. O estresse pode ser transformado em sentimentos de incapacidade e insegurança. Assim, para fugir desses sentimentos, a pessoa pode se tornar tímida, quieta, demonstrando apenas "falta de interesse" em lutar pelo que deseja, preferindo fugir.

O estresse crônico pode resultar em um ciclo vicioso de aumento de cortisol, o hormônio do estresse, no corpo. Níveis elevados de cortisol prolongados podem ter uma série de efeitos deletérios no organismo. Este estresse prolongado, muitas vezes, é traduzido ao longo dos anos em depressão profunda. Estudos mostram que o estresse crônico pode alterar a estrutura e a função do cérebro, particularmente nas áreas envolvidas na regulação do humor e na resposta ao estresse, como o hipocampo, a amígdala e o córtex pré-frontal.

Nem sempre se isolar ajuda. De fato, segundo alguns estudos, as pessoas que se isolam socialmente apresentam o sistema nervoso autônomo em um estado de maior hiperatividade (ACIOLI; NORRIS, 2018). A solidão e o isolamento social estão associados a um aumento da atividade simpática, resultando em elevação da frequência cardíaca, da pressão arterial e dos níveis de cortisol, exacerbando a resposta ao estresse.

A depressão passa a agir no corpo, e as respostas fisiológicas negativas são intensas e muitas vezes silenciosas e perigosas. Entre elas estão a queda da imunidade, aumentando a suscetibilidade a infecções; doenças cardíacas relacionadas ao estresse, como hipertensão e doença arterial coronariana; e o desenvolvimento de fobias e transtornos relacionados à ansiedade. A depressão pode alterar a função imunológica, levando a um estado inflamatório crônico, o que está associado a uma série de condições médicas, incluindo doenças cardiovasculares e diabetes tipo 2.

Além disso, a sobrecarga física e mental resultante do estresse e da depressão pode levar a uma exaustão quase insuportável. Este estado de exaustão pode resultar em decisões impulsivas e, em casos graves, em tentativas de suicídio como forma de escapar do sofrimento intenso. A falta de apoio das outras pessoas e o isolamento social podem agravar ainda mais a capacidade do corpo de reagir e combater os agentes estressores, criando um ciclo prejudicial de declínio da saúde mental e física.

A EPIGENÉTICA – INFORMAÇÕES TRANSMITIDAS POR GERAÇÕES

A epigenética estuda a transmissão de informações de forma não genética, mas hereditária. Esse campo foi iniciado na Universidade de

Cambridge, Inglaterra, pelo biólogo Conrad Hal Waddington, em 1959, para explicar mecanismos adaptativos e a transmissão de genes.

Esse ramo da genética examina mudanças na expressão dos genes sem alterar a sequência do DNA, focando em como fatores ambientais e comportamentais influenciam a atividade genética, afetando o desenvolvimento e a saúde.

Embora os genes determinem a constituição genética, a epigenética ressalta que fatores externos, como dieta, estilo de vida, toxinas e estresse, podem modificar a ativação ou desativação de genes. Essas alterações podem ser herdadas e influenciar a saúde.

As principais formas de regulação epigenética incluem a metilação do DNA e modificações das histonas. Essas alterações afetam a acessibilidade dos genes à maquinaria celular envolvida na transcrição e tradução genética.

A epigenética tem implicações significativas para a compreensão de doenças complexas, como câncer, transtornos neurológicos e doenças metabólicas. Também ressalta a importância dos fatores ambientais e comportamentais na determinação da saúde, destacando que escolhas de estilo de vida podem influenciar a expressão dos genes.

Vários estudos realizados já demonstram que o ambiente onde estivemos (como feto), estamos (vida diária, alimentação, reação aos acontecimentos) afeta diretamente a saúde no decorrer da vida. Uma criança, ainda na barriga da mãe, pode sofrer influências dentro do útero, alterando as expressões genéticas no decorrer da vida ou quando nasce.

Os traumas emocionais sofridos por uma pessoa podem afetar gerações futuras. O medo ou a ansiedade podem, então, ser transmitidas pelos genes. Vários estudos citados pelo Dr. Afonso Salgado, no seu livro *Fisioterapia integrativa*, demonstram que a transmissão de doenças pode estar relacionada a estilo de vida e reações mentais, físicas e emocionais aos problemas do mundo. Ele pergunta em seu livro: **"Como é possível essa transmissão de doenças, que muitas vezes pensamos ser de origem genética, mas que nada tem a ver com a genética?".**

No livro, ainda aborda como o ambiente, a nutrição e o comportamento podem influenciar as doenças, modificando a expressão gênica, ou seja, como o meio em que vivemos pode mudar as características do genoma, provocando o desenvolvimento de tais doenças ditas "genéticas", mas que, na verdade, o ambiente é quem faz com que desperte determinada doença.

Foi a partir daí que a "ficha caiu" e me fez ficar mais animado, pois com estas informações, a resposta à minha pergunta está moldada. Se o corpo se molda e "desperta" determinada doença. Então, se mudarmos as vertentes dos gatilhos da doença, entendendo o poder de autocura do corpo, sabendo do poder da mente e unindo recursos físicos adequados, poderíamos, em tese, fazer o retorno, sair do caminho da "doença" e seguir o caminho da "cura". E para mim, fazia muito sentido.

ENTENDENDO A EPIGENÉTICA

A ideia de que fenômenos inconscientes possuem papel determinante no modo como pensamos, tomamos decisões e agimos causou grande inquietação e descontentamento na época (final do século XIX e início do século XX), surgindo assim o acontecimento ao qual Freud se refere como a "terceira grande ferida narcísica da humanidade". A ideia de que as pessoas não têm total controle da própria mente parece causar certo desconforto ainda hoje. Por sua vez, a epigenética estuda as mudanças no padrão da expressão gênica que não envolvem alterações na sequência de DNA.

Uma experiência feita com ratos consistiu em colocar estes animais em contato com um cheiro característico de cerejeira e logo em seguida eram submetidos a um choque elétrico bastante desconfortável (DIAS; RESSLER, 2014). Este procedimento foi repetido até se observar que aqueles roedores ficaram condicionados, de modo que logo após sentirem o cheiro da cerejeira, ficavam extremamente agitados, ansiosos e inquietos pelo que viria em seguida. Até aqui não há nenhuma novidade, não é mesmo? O mais interessante está por vir.

Os filhotes desses ratos, sem nunca terem sentido o cheiro da cerejeira antes ou serem submetidos a descargas elétricas, quando foram posteriormente expostos ao cheiro da cerejeira, passavam a ficar extremamente agitados. É como se pressentissem que algo ruim estava por ocorrer, assim como lhes diziam suas matrizes.

Portanto, observa-se que a biologia, como forma de defesa, através da epigenética, modificou a expressão gênica, alterando assim as estruturas psíquicas dos filhotes. E mais: esta informação genética perdurou, sendo repassada para as próximas gerações de ratos. Mas outra alteração ainda mais intrigante está por ser revelada.

Outro estudo, este executado com um pequeno crustáceo chamado *Daphnia*, consistiu em expor as fêmeas desta espécie ao estresse, colocando-as em um aquário e submetendo-as a predadores. Mais tarde, as ovas destas fêmeas foram colocadas em outro aquário, livres dessas ameaças. Todavia, mesmo em um ambiente seguro, os filhotes nasceram com espinhos defensivos, ou seja, uma adaptação a um ambiente adverso por meio da expressão gênica. Neste estudo também foi observado que a nova informação genética se manifestou por diversas gerações.

Então, podemos entender que a epigenética traz a ideia de que as experiências ao longo da vida podem nos deixar marcas, tanto de forma psíquica quanto no plano do corpo físico, de maneira que muitas vezes nem tenhamos conhecimento do ocorrido e de como isto vai nos afetar.

Por fim, é fantástica a ideia de que os estudos atuais, através da epigenética, podem fornecer evidências científicas, mostrando como as experiências emocionais são capazes de deixar marcas duradouras em nossos corpos e mentes, explicando assim, como essas marcas podem afetar comportamentos, sentimentos e emoções, atingindo até mesmo os nossos descendentes.

EPIGENÉTICA E O TRATAMENTO INTEGRATIVO

A epigenética e a fisioterapia integrativa (como não sou de outra área, falarei da minha) são áreas distintas, mas estão relacionadas quando se trata de abordagens integrativas de saúde. A epigenética estuda as mudanças na expressão dos genes sem alterar a sequência do DNA, e destaca como fatores ambientais e comportamentais podem influenciar a atividade genética. Essas influências epigenéticas podem ter efeitos sobre a saúde e o bem-estar. Por outro lado, a fisioterapia integrativa é uma abordagem terapêutica que busca tratar o paciente de forma holística, considerando o corpo, a mente e o espírito. Nela eu combino técnicas convencionais de fisioterapia com abordagens complementares, como a hipnoterapia, fotobiomodulação, terapia manual, tratamentos com laser, eletroestimulação do nervo vago, microfisioterapia, mobilização neural, acupuntura, técnicas posturais associadas a exercícios terapêuticos, suplementação, exames de mineralograma – Oligoscan®, entre outros, visando promover a cura e o equilíbrio do indivíduo como um todo.

Embora a relação direta entre epigenética e fisioterapia integrativa ainda precise ser mais desenvolvida, é possível argumentar que uma abordagem completa, como a fisioterapia integrativa, leva em consideração os fatores ambientais, comportamentais e emocionais que podem influenciar a expressão genética e, consequentemente, a saúde do indivíduo, como diz a epigenética. Ao adotar uma abordagem de fisioterapia integrativa, é possível buscar estratégias personalizadas que levem em conta não apenas o tratamento físico, mas também a saúde mental, emocional e espiritual do paciente, considerando assim uma visão mais abrangente da saúde e do bem-estar do indivíduo.

O SONO – BANDIDO OU MOCINHO? VOCÊ DECIDE...

Todos nós já sabemos como o sono ou a falta dele pode nos afetar, porém, quando olhamos para a sociedade moderna, vemos um mundo onde, cada vez mais, "boicotamos" este mecanismo fundamental. **O sono tem influência direta em aspectos como peso corporal, diabetes, fadiga, memória, humor, controle de hormônios, doenças degenerativas e até mesmo câncer.** E para entendermos como podemos interferir positivamente e ajudar o **nosso corpo** a ajustar o **nosso sono**, precisamos entender melhor quais são os mecanismos que devem estar presentes. De fato, o sono desempenha papel fundamental em vários aspectos da saúde e do bem-estar. Perceber a importância do sono e entender os mecanismos envolvidos pode nos ajudar a tomar medidas para melhorar a qualidade do sono e, consequentemente, a saúde geral.

O relógio biológico presente no hipotálamo, associado ao ciclo de luz e escuridão, regula o ritmo circadiano. A produção de melatonina, o hormônio do sono, é influenciada pela presença ou ausência de luz solar. À noite, quando está escuro, a produção de melatonina aumenta, promovendo o início do sono. Por outro lado, a exposição à luz inibe a produção de melatonina e estimula a produção de cortisol, hormônio relacionado à vigília.

Além do relógio biológico, existe também o mecanismo da pressão de sono, uma espécie de equilíbrio orgânico relacionado à necessidade de dormir. Essa pressão aumenta ao longo do dia e atinge o valor máximo à noite, sinalizando que é hora de dormir. Após uma boa noite de sono, a pressão de sono é reduzida, mas vai aumentando novamente à medida que o dia avança. É importante mencionar que a luz representa um aspecto muito importante da regulação do relógio biológico interno, afetando o hipotálamo e estimulando a glândula pineal para liberar hormônios e desempenhar suas funções durante o sono.

Durante o sono, passamos por diferentes fases, que se repetem em ciclos ao longo da noite. O sono não REM (sono de ondas lentas) é composto por duas fases: sono superficial e sono profundo. O sono profundo é particularmente importante para o descanso e a recuperação do corpo. O sono REM, que alterna com o sono não REM, é caracterizado por movimentos rápidos dos olhos, atividade cerebral semelhante à vigília e intensa atividade onírica (sonhos vívidos). Diferentes fases do sono desempenham papéis distintos na consolidação da memória, com o sono não REM contribuindo para a memória de fatos e o sono REM processando memórias com conteúdo emocional.

No sono ocorrem processos de consolidação e reestruturação neuronal, permitindo a formação de novas conexões e a eliminação de sinapses desnecessárias. Portanto, uma boa noite de sono não apenas descansa o cérebro, mas também melhora sua função e capacidade cognitiva. Compreender esses mecanismos do sono nos auxilia a reconhecer a importância de priorizar e adotar hábitos saudáveis de sono. Estabelecer uma rotina regular de sono, criar um ambiente propício para dormir, evitar a exposição à luz brilhante antes de dormir, reduzir o consumo de cafeína e álcool, além de manter um estilo de vida equilibrado, são algumas medidas que podem ajudar a promover um sono de qualidade.

Durante o sono, portanto, estabelecem-se novas ligações entre os neurônios e eliminam-se outras não necessárias, reestruturando as redes neuronais. Por isso, uma boa noite de sono melhora o nosso cérebro em termos funcionais.

O CÉREBRO FUNCIONA DURANTE O SONO?

Isso mesmo! Durante o sono, o cérebro passa por ciclos de atividade e repouso, compostos por fases de sono não REM e sono REM.

O sono não REM inclui tanto o sono leve quanto o sono profundo, ao passo que o sono REM é caracterizado pelos movimentos rápidos dos olhos e pela atividade cerebral semelhante à vigília. O tronco cerebral e o hipotálamo desempenham papéis essenciais no sistema de vigília-sono. O tronco cerebral é responsável por regular a transição entre as diferentes fases do sono, garantindo uma sequência regular dos ciclos de sono ao longo da noite. Também controla funções como a respiração durante o sono.

Por sua vez, o hipotálamo desempenha um papel crucial na regulação do ritmo circadiano. O ritmo circadiano é um ciclo biológico que regula os padrões de sono e vigília ao longo do dia, sincronizando-os com o ciclo de luz e escuridão. O hipotálamo recebe informações sobre a luz do ambiente por meio dos fotorreceptores na retina e regula a produção de melatonina, hormônio responsável pela promoção do sono. Ele também influencia outros processos fisiológicos relacionados ao sono, como a regulação da temperatura corporal. Essa rede complexa de estruturas cerebrais trabalha em conjunto para garantir uma transição suave entre os diferentes estágios do sono e para regular padrões de sono e vigília, mantendo o equilíbrio necessário para um sono saudável e restaurador.

O sono é um estado essencial para a saúde e o bem-estar, e durante esse período, o cérebro passa por uma série de processos complexos e vitais para o funcionamento do corpo e da mente. Vamos explorar como o cérebro funciona durante o sono.

A. FASES DO SONO

O sono é dividido em duas categorias principais: sono REM (Rapid Eye Movement) e sono não REM. Cada uma dessas categorias tem suas próprias fases, e o cérebro funciona de maneira distinta em cada uma delas.

1. Sono não REM

- **Fase 1:** esta é a fase de transição entre a vigília e o sono. É um estágio leve do sono, no qual o cérebro começa a produzir ondas teta (atividade de baixa frequência). Durante essa fase, você pode experimentar movimentos bruscos e sentir que está caindo.

- **Fase 2:** o sono se aprofunda um pouco mais. O cérebro começa a produzir rajadas rápidas e rítmicas de atividade conhecida como fusos do sono. A temperatura do corpo diminui e os batimentos cardíacos desaceleram.
- **Fase 3:** também conhecida como sono profundo ou sono de ondas lentas, nesta fase o cérebro produz ondas delta, que são de baixa frequência e alta amplitude. Esta fase é crucial para a recuperação física e o crescimento, bem como para a função imunológica.

2. Sono REM

Nesta fase, a atividade cerebral se torna mais intensa e semelhante à da vigília. É durante o sono REM que ocorrem os sonhos mais vívidos. O cérebro está altamente ativo, mas os músculos do corpo estão temporariamente paralisados para impedir que atuemos nossos sonhos. Essa fase é importante para a consolidação da memória, processamento emocional e aprendizado.

B. FUNÇÕES DO CÉREBRO DURANTE O SONO

- **Consolidação da memória:** durante o sono, especialmente o sono REM, o cérebro processa e consolida as informações adquiridas durante o dia, transferindo memórias de curto prazo para o armazenamento de longo prazo.
- **Processamento emocional:** o sono ajuda a regular as emoções e processar experiências emocionais. Durante o sono REM, o cérebro reprocessa as experiências do dia, ajudando a resolver conflitos emocionais e a diminuir a reatividade emocional.
- **Desintoxicação cerebral:** durante o sono, especialmente o sono profundo, o cérebro se desintoxica, removendo resíduos metabólicos acumulados durante o dia. Isso é realizado pelo sistema glinfático, que funciona de maneira semelhante ao sistema linfático no restante do corpo.
- **Regeneração celular:** o sono profundo é crucial para a regeneração celular e reparação de tecidos. O corpo produz hormônios de crescimento e repara músculos e tecidos danificados.
- **Regulação de sistemas corporais:** o sono exerce função vital na regulação de vários sistemas do corpo, incluindo os sistemas imunológico,

cardiovascular e metabólico. A privação de sono pode levar a uma série de problemas de saúde, incluindo obesidade, diabetes, doenças cardíacas e comprometimento do sistema imunológico.

O sono é um estado dinâmico e multifacetado, essencial para a saúde mental e física. Durante o sono, o cérebro passa por diferentes fases que desempenham papéis específicos na consolidação da memória, processamento emocional, desintoxicação cerebral, regeneração celular e regulação de sistemas corporais.

Garantir uma boa qualidade de sono é fundamental para o funcionamento ótimo do cérebro e para a saúde geral. Portanto, priorizar o sono e adotar hábitos saudáveis de sono pode ter um impacto profundo em nossa qualidade de vida.

SONO – FUNÇÃO REPARADORA

O sono é um aspecto fundamental da saúde física, cognitiva e emocional. Distúrbios do sono, como insônia e apneia, estão associados a uma série de problemas de saúde, incluindo doenças cardiovasculares, diabetes, obesidade e distúrbios psiquiátricos. O sono é um estado complexo regulado pelo cérebro, envolvendo diferentes desejos e processos neurofisiológicos. Durante o sono, ocorrem processos importantes para a consolidação da memória, permitindo que as informações e experiências do dia sejam processadas e armazenadas de maneira eficiente.

Além disso, o sono desempenha um papel crucial na restauração do corpo, permitindo a recuperação física e a regulação de processos metabólicos. A falta de sono adequado pode levar ao desequilíbrio hormonal, aumento do risco de obesidade, resistência à insulina e outros problemas relacionados à saúde. A regulação do humor também é afetada pelo sono. A privação crônica do sono está associada a alterações de humor, irritabilidade e maior suscetibilidade a transtornos psiquiátricos, como a depressão e a ansiedade.

A neurociência do sono tem contribuído para um melhor entendimento da importância do sono e dos distúrbios relacionados a ele. Esses avanços científicos permitem o desenvolvimento de intervenções terapêuticas mais eficazes para tratar distúrbios do sono e melhorar a qualidade do descanso das pessoas. Em resumo, o sono é essencial para nossa saúde e nosso bem-estar. Investir em bons hábitos relacionados ao ato de dormir e buscar tratamento para distúrbios nesse sentido são meios fundamentais para promover uma vida saudável e equilibrada.

INSÔNIA: OS EFEITOS DO DISTÚRBIO DO SONO NA SAÚDE E NO BEM-ESTAR

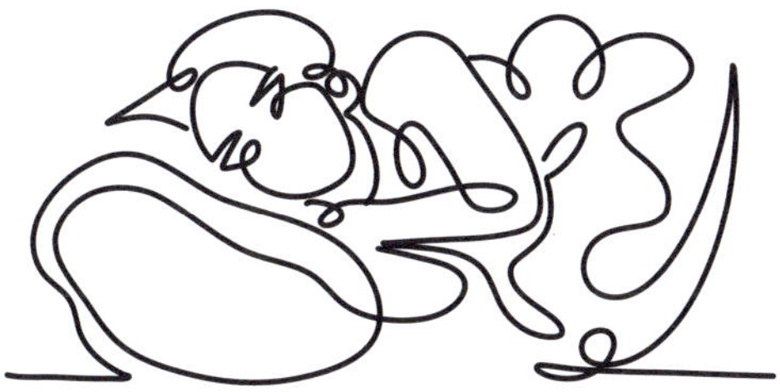

Fig. 07 – Uma noite maldormida faz um estrago. IMAGINE VÁRIAS.

A insônia é um distúrbio caracterizado pela dificuldade em adormecer, permanecer dormindo ou por ser acometido pela sensação de sono não reparador. É uma condição comum que afeta milhões de pessoas em todo o mundo, e pode ter consequências significativas para a saúde e o bem-estar. Neste texto, vamos explorar os efeitos da insônia sem abordar especificamente os tratamentos disponíveis.

A falta de sono adequado tem sido associada a uma série de problemas de saúde física e mental (Fig. 07). Estudos científicos têm mostrado relação entre a insônia e o aumento do risco de desenvolvimento de doenças cardiovasculares, como hipertensão arterial, doença coronariana e acidente vascular cerebral (AVC) (CAPPUCCIO *et al.*, 2011; FERNÁNDEZ-MENDOZA *et al.*, 2012). A privação crônica do sono também é associada ao aumento da resistência à insulina e ao desenvolvimento de diabetes tipo 2 (KNUTSON *et al.*, 2006; SPIEGEL *et al.*, 2005).

Além dos efeitos físicos, a insônia tem sido fortemente ligada a problemas de saúde mental. Estudos demonstraram uma associação entre a insônia e o desenvolvimento de transtornos de humor, como a depressão e a ansiedade (BAGLIONI *et al.*, 2011; RIEMANN *et al.*, 2010). A falta de sono adequado pode aumentar a vulnerabilidade ao estresse e afetar negativamente o funcionamento emocional e cognitivo (PALAGINI *et al.*, 2013).

A insônia também está associada a um maior risco de acidentes e quedas. A privação de sono compromete a atenção, o tempo de reação e a coordenação motora, aumentando o risco de acidentes automobilísticos e de trabalho (PILCHER *et al.*, 1997; WILLIAMSON e FEYER, 2000). Além disso, a falta de sono adequado tem sido associada a um maior risco de quedas em idosos, que podem resultar em lesões graves e perda de autonomia (STONE *et al.*, 2008).

A qualidade de vida também pode ser afetada pela insônia. Estudos têm mostrado que indivíduos com insônia relatam piora na qualidade de vida relacionada à saúde em comparação com aqueles que dormem de modo adequado (LÉGER *et al.*, 2001; DALEY *et al.*, 2009). A insônia pode afetar negativamente o funcionamento social, o desempenho no trabalho e a participação em atividades diárias, levando a um prejuízo significativo na qualidade de vida global (TAYLOR *et al.*, 2005).

Além dos impactos na saúde física e mental, a insônia também pode ter consequências econômicas. Estudos mostram também que os custos relacionados à insônia são significativos devido à diminuição da produtividade no trabalho, maior absenteísmo e aumento dos custos médicos (HOSSAIN *et al.*, 2009; SATEIA *et al.*, 2014). Esses custos representam um fardo tanto para os indivíduos afetados quanto para a sociedade como um todo.

É importante ressaltar que a insônia não é um problema isolado, mas sim uma condição que pode ter múltiplas causas e estar associada a outros distúrbios e condições médicas. Por exemplo, a presença de dor crônica, transtornos respiratórios do sono, distúrbios psiquiátricos e condições médicas crônicas podem contribuir para a ocorrência da insônia (RIEMANN *et al.*, 2015; MORIN *et al.*, 2006). Portanto, é crucial uma abordagem abrangente para identificar e tratar as causas subjacentes da insônia, a fim de minimizar seus efeitos prejudiciais à saúde e ao bem-estar.

Em conclusão, a insônia é um distúrbio do sono comum que pode ter sérias consequências para a saúde física, mental e qualidade de vida. Os efeitos negativos da insônia abrangem desde problemas cardiovasculares e metabólicos até transtornos de humor, acidentes e prejuízos econômicos. É fundamental que indivíduos que sofrem de insônia busquem orientação profissional e adotem estratégias adequadas para promover um sono saudável e restaurador.

DICAS PARA UM SONO REPARADOR

FAÇA DO SEU QUARTO O AMBIENTE IDEAL:

- Quarto com cores neutras e suaves.
- Não leve trabalho para a cama.
- Deixe seu quarto limpo (computador, TV e celular fazem parte da poluição).
- Coloque lâmpadas amarelas, frias e indiretas.
- O clima ideal, segundo estudos (MINISTÉRIO DO TRABALHO E EMPREGO, 2020), seria entre 18 a 22°C, com umidade entre 30-40%.
- Durma com roupas confortáveis.
- Deixe o ambiente silencioso, e deixe o celular longe, principalmente da sua cabeça, a mais ou menos três metros de distância.
- Se preferir, use aromas relaxantes, como a lavanda.
- Arrume sua cama pela manhã, limpe seu quarto e cuide do seu colchão.
- Ajuste o travesseiro conforme sua postura ao dormir. Pessoas que gostam de dormir de barriga para baixo ou para cima devem utilizar travesseiros finos e colchão mais firme. Pessoas que dormem de lado devem utilizar travesseiro que seja compatível com a altura do ombro e colchões que se moldem ao seu corpo.
- Trocar roupa de cama semanalmente e travesseiros 3-4 meses (evita ácaros).

ESTABELEÇA UMA ROTINA DE SONO:

- Coloque um horário de rotina para se deitar. Antes de dormir, evite álcool, e se beber, faça isso três horas antes de deitar. Diminua as luzes. Antes de deitar, tome um banho morno/quente para relaxar o corpo. Deite-se antes das 23h, diminua a temperatura do quarto, faça meditação.
- Na hora de se deitar, lembre a você mesmo que agora é "hora de desligar a mente". Se não tiver conseguindo desligar a mente, saia

do quarto, anote o que está pensando em um papel, "avise sua mente" que os problemas ficarão fora do quarto (cientistas já comprovam que isso diminui o tempo de "pegar no sono" novamente). Se precisar, leia um livro, não ligue a TV ou pegue o celular. Sons da natureza podem ajudar, bem como a meditação.

- Lembre-se que ter uma noite de sono regular pode diminuir a glicemia, diminuir o estresse crônico, agir contra a obesidade, regular os hormônios e o humor, diminuindo, assim, a depressão, bem como ajustar a memória e recuperar o corpo fisicamente.

Lembre-se sempre: não desista de ajustar o seu sono, utilize todos os dias essas dicas. Mas não brigue com você, sabemos que algumas pessoas possuem outras características e precisam de "ajuda externa". Sendo assim, se precisar de ajuda, procure um profissional capacitado em saúde integrativa. Um fisioterapeuta integrativo tem todos os recursos necessários para te ajudar nesta jornada.

"O sono é um bálsamo curador
para todos os males."
Menandro, autor grego
da *Comédia Nova* (342–291 a.C.)

A MENTE AFETA O CORPO, MAS E DEPOIS?

Vale ressaltar que o corpo humano é uma máquina complexa, na qual uma "teia" de fatores nos guia durante a vida. Fatores físicos, bioquímicos, emocionais, espirituais, socioeconômicos e socioambientais influenciam diversos fatores da vida, podendo nos trazer benefícios e malefícios em muitas áreas e ramos do corpo. Por isto devemos ter um olhar mais integrativo, principalmente quando lidamos com doenças mentais como **a depressão, a ansiedade e o burnout**. E temos que ter em mente que estas doenças levam o corpo a piorar ainda mais em todos os aspectos iniciais da doença, NÃO FICAM SÓ NA MENTE, levam a um desequilíbrio geral, o corpo começa a inflamar, ficar realmente doente, cansado e literalmente se deteriora.

As pessoas com este tipo de doença sentem o corpo se arrastando, qualquer atividade diária torna-se muito mais difícil. O gasto energético aumenta muito, andar é difícil, comer é difícil; o corpo se torna congelado, não se vê alternativas de saída, não se enxerga um caminho a seguir.

É importante entender que o ser humano não é um amontoado de pernas, braços e outras coisas a mais, o ser humano é uma unidade onde corpo-mente devem atuar em harmonia, e quando um deles sofrer um desequilíbrio, inevitavelmente, o outro sofrerá, por isto o gerenciamento do estresse, o gerenciamento das relações interpessoais e um plano alimentar equilibrado se fazem importantes para um real equilíbrio da conexão mais importante que temos: A CONEXÃO ENTRE CORPO E MENTE. Cuide do todo e não apenas de um pedaço do que te deixou doente. Procure ajuda profissional.

CAPÍTULO 5

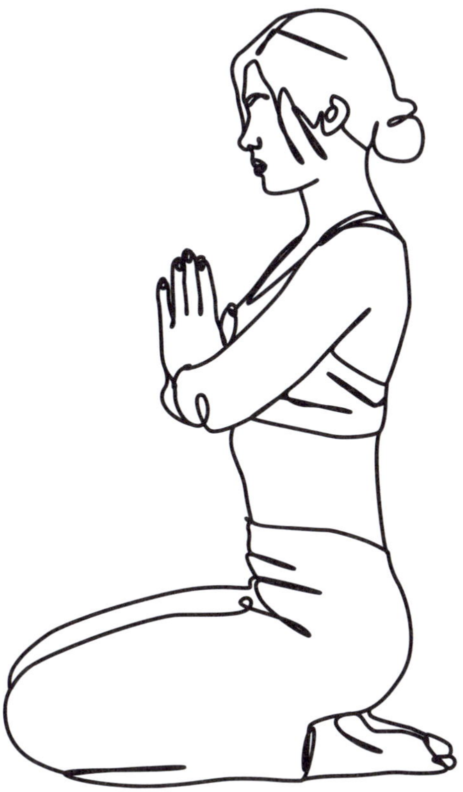

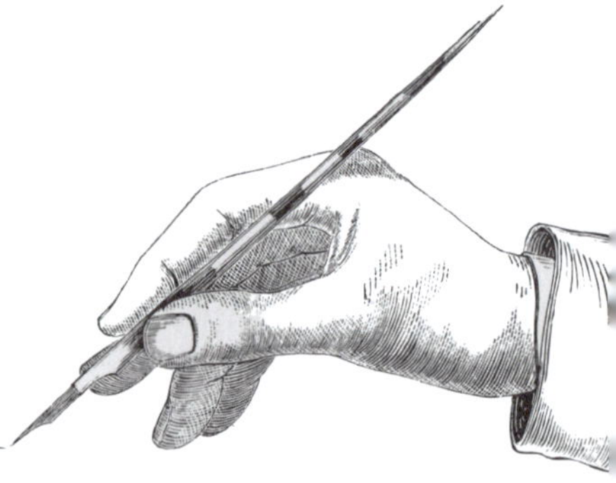

Capítulo 5

Conexão corpo-mente-espírito (o nervo vago e demais conexões)

Como mencionei anteriormente, eu sabia que os pensamentos tinham forças sobre as ações, e só depois entendi como o corpo humano funcionava. Mas sempre ficou a dúvida (e, ao mesmo tempo, a certeza) de que tínhamos dentro de nós um quê a mais, algo que seria a conexão de todos os medos e anseios, a corrente que ligaria o mental, o corporal e o espiritual. Lembro a todos que somos tão animais quanto os demais mamíferos da Terra, muito mais do que achamos. Já sabemos que a mente é dividida em partes, já falamos sobre como funcionamos mentalmente, já sabemos sobre a incrível máquina chamada corpo humano. Esta máquina que se autocura, a máquina perfeita, aquela mesma que fecha um ferimento por si só. Mas faltava o elo de todas as informações e vou chamá-lo de "cabo HDMI da vida".

E aí chegamos em uma teoria fantástica de uma cara chamado Stephen Porges, a teoria polivagal, que se sustenta no nervo vago, e demonstra toda a importância deste nervo naquilo que chamamos de SISTEMA NERVOSO AUTÔNOMO. Lembre sempre que, quando falamos da conexão corpo-mente-espírito (Fig. 08), muitas são as possibilidades de informações e as linhas de raciocínio.

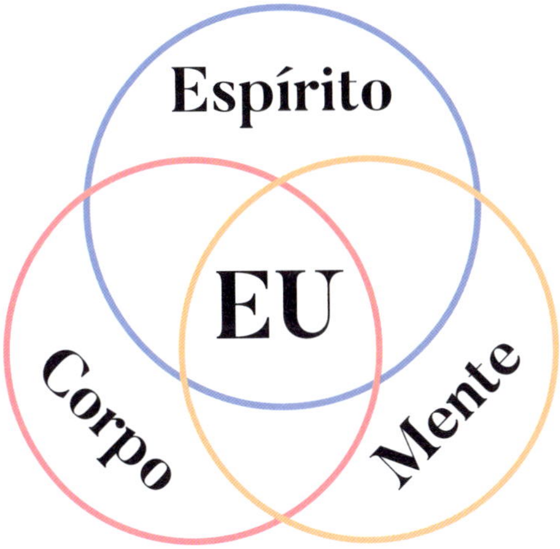

Fig. 08 – Conexão corpo-mente-espírito.

O SISTEMA NERVOSO AUTÔNOMO

O sistema nervoso autônomo (SNA) é uma parte que integra o sistema nervoso do ser humano. Ele é responsável por monitorar e regular as atividades de órgãos como o coração, pulmão, fígado, vesícula biliar, estômago, intestinos, rins e órgãos sexuais. Sendo assim, podemos antecipar que alguns problemas destes órgãos podem estar relacionados às disfunções do SNA, e não apenas nas estruturas dos órgãos. Tenho que ressaltar que o SNA funciona de maneira generalista sobre duas situações que atingem o ser humano: o estresse e o relaxamento.

A resposta que damos ao estresse é fundamental para a sobrevivência da espécie. Lembre-se de que somos animais, principalmente quando nos sentimos ameaçados, deixando músculos tensos para que realizemos uma das alternativas: a FUGA ou a LUTA. E, devido ao estresse, os órgãos já mencionados sofrem para fazer a manutenção dessas situações. A partir do momento em que o animal supera a ameaça, todo esse sistema se desliga e são liberadas substâncias que provocam o relaxamento e a harmonia do corpo, e permanecemos assim até que ocorra a próxima ameaça.

O problema acontece quando passamos a ficar "presos" nessa situação de estresse, o que conosco pode acontecer devido às cobranças diárias de trabalho, trânsito, vida familiar etc. A partir desse estresse contínuo, desenvolvemos o estresse crônico, que hoje já é reconhecido como doença pela Organização Mundial da Saúde (OMS) e, por isso, muitos estudos e pesquisas são desenvolvidos para o tratamento deste mal.

Ou seja, o sistema nervoso autônomo (SNA) não atua somente na regulação dos sistemas cardíaco, respiratório e gastrointestinal, mas também nas questões emocionais, mantendo um nível de conexões com estruturas envolvidas com o humor, memórias e regulação do estado emocional. Como já sabemos, através da epigenética, esses "aprendizados" se perpetuam entre as futuras gerações da família. Sendo mais direto, esta característica explica por que o filho do ansioso pode já nascer ansioso. Mas, da mesma forma, nos dá a esperança de que, ao mudarmos os agressores, ao mudarmos a forma com que lidamos com o estresse, ao buscarmos ajuda, ao nos tratarmos da forma certa, podemos mudar também a influência desses males nas gerações futuras.

> **A depressão não é um problema somente emocional, ela está associada à estimulação excessiva do cortisol com a amígdala com ativação hipotalâmica e efeitos inibitórios sobre a atividade hipocampal. As anormalidades na função da amígdala cerebral e do sistema límbico podem se manifestar como transtornos de ansiedade.[1]**

Sabemos hoje também que o SNA e as estruturas límbicas sofrem grande influência do meio em que vivemos (epigenética). Estresse parental, ambiente intrauterino e social podem estar relacionados às disfunções do sistema todo, uma vez que estas reações são fundamentais para o ajuste e a manutenção da sobrevivência. Mas, uma vez desregulada, podem levar a distúrbios neuropsiquiátricos desde a infância à terceira idade.

---

1 BABAEV, O.; MCMAKIN, D. L.; MILAD, M. R. The role of the amygdala in regulating vulnerability and resilience to stress. *Frontiers in Behavioral Neuroscience*, v. 12, p. 1-10, 2018.

As exposições ambientais intrauterinas e extrauterinas precoces na vida podem ser as origens de doenças em adultos que levam anos para se manifestarem.[2]

Percebemos que a teoria polivagal de Porges gerou um avanço revolucionário no pensamento sobre o sistema nervoso autônomo (SNA), pois além de regular as funções vitais (coração, pulmão, intestinos, glândulas etc.), o sistema também regula o estado emocional, de modo que nos ajustemos entre os mecanismos de luta e/ou fuga e o envolvimento social desejável.

Devido a essas características, essa teoria é de fundamental importância, pois por meio dela entendemos melhor o funcionamento e a importância dos nervos do corpo humano, não apenas como condutor de impulsos nervosos, mas também como mecanismo de regulação para gerar um estado propício de equilíbrio em termos de envolvimento social.

O envolvimento social está intimamente ligado aos cinco nervos cranianos, incluindo o nervo vago. O funcionamento adequado desses nervos permite a interação social e outros comportamentos relacionados à comunicação, como expressão facial, movimentos oculares e funções diversas no coração, pulmão, estômago, intestinos e os demais já citados. Quando estamos calmos, o envolvimento social acontece com mais qualidade, incentivando o aparecimento de vínculos como o amor e as amizades. E isto favorece diretamente a cooperação e a vida em grupo, facilitando assim a sobrevivência de todos do "bando".

O ENVOLVIMENTO SOCIAL

Uma das coisas que sempre falo nas consultas é que a vida do ser humano é exatamente igual à de um mamífero na selva! Como assim? O nosso cérebro aprendeu durante a evolução da espécie, assim como das outras espécies, que viver em bando (sociedade) é algo que favorece

---

2 RACK, P.; WHITAKER, S.; WRIGHT, J. Early environmental influences on the development of psychiatric disorders. *Journal of Child Psychology and Psychiatry*, v. 46, n. 3, p. 241-251, 2005.

a sobrevivência animal no planeta. Ou seja, a parte subconsciente do cérebro, que não sabe a diferença entre real e imaginário, não tem noção de tempo; para ela, ainda vivemos na selva e, por isso, precisamos de convívio com semelhantes. É mais ou menos assim: somos guiados pelo sistema nervoso e pelas emoções (por mais racional que você seja); você sempre tomará decisões conforme seu aprendizado e suas emoções. Mas veja só: o SNA e as emoções adaptam-se continuamente para nos ajudar a dar respostas às condições em constante alteração.

Quando nos encontramos em uma situação de perigo, seja físico ou emocional, o sistema nervoso autônomo reage no âmbito fisiológico para nos colocar na situação de "fuga ou luta", para nos mantermos vivos. Quando o perigo passa, o sistema nervoso autônomo cessa os estímulos de sobrevivência, da fuga ou da luta, e nos coloca em um estado de harmonia, favorável ao envolvimento social.

Quando estamos em equilíbrio, essas funções acontecem de maneira natural e saudável. Mas o que pode acontecer se nosso sistema todo entender que o perigo não passa? É como se sofrêssemos um curto-circuito e o corpo não se encaixa mais na condição de envolvimento social. Já reparou que os transtornos emocionais tendem a levar as pessoas ao isolamento? Já reparou que a pessoa depressiva e/ou ansiosa vive em um ciclo de dor emocional, física e espiritual, tudo junto?

Agora te pergunto: se todos os sistemas são afetados, física e emocionalmente, por que o tratamento da ansiedade e da depressão deve envolver apenas fatores emocionais ou químicos (remédios)? Não seria mais sensato tratar a raiz do problema, em vez de só olharmos o sintoma? Não seria o ideal tratarmos a mente e o corpo juntos? Mas como fazer isso? As respostas a essas perguntas serão dadas no decorrer deste livro e deixarei alguns exercícios para você saber como agir nos momentos que precisar, seja para você ou para alguém próximo.

Os exercícios e técnicas deste livro o ajudarão a devolver a flexibilidade ao sistema nervoso autônomo, contribuindo para a eliminação do estresse crônico. Os exercícios são práticas não invasivas que promovem a regulação da função vagal ventral (falaremos mais adiante sobre o nervo vago), ajudando a regular as funções envolvidas na respiração, digestão, função intestinal e sexual, além de melhorar a saúde das pessoas e a capacidade para um envolvimento social adequado.

Segundo Stanley Rosenberg (2021), em seu livro *O poder curativo do nervo vago*, seguindo a teoria de Porges, esses exercícios ajudarão o leitor a conseguir fazer com que o próprio corpo, de forma natural, das situações de estresse e depressão, a se sentir física e emocionalmente seguro, além de melhorar movimentos de cabeça, pescoço e ombros, a corrigir problemas de postura, que sempre consideramos relacionados ao envelhecimento, como a postura da cabeça para a frente, a cifose (corcunda), incluindo neste quesito problemas respiratórios.

Vale ressaltar e entender que o sistema nervoso e as emoções adaptam-se continuamente às situações do dia a dia e do cotidiano. Estas adaptações ocorrem para que o corpo dê a resposta adequada em tais momentos, pois em um único dia, passamos por uma montanha-russa de decisões e emoções. Se estamos em uma circunstância de perigo, o corpo se prepara para a "luta" ou para a "fuga", porém, uma vez passado o risco, devemos nos reencaminhar para o estado de envolvimento social. Quando isto não ocorre, o corpo entra em estado de estresse constante e isto alterará o funcionamento de vários sistemas corporais e não apenas os "pensamentos". Assim começa o desequilíbrio, o qual às vezes pode nos levar a um looping de dor emocional e física, em que as dores se confundem. Não encontramos saída e não fazemos ideia do que tratar primeiro: o corpo ou a mente? A resposta seria: os dois!

A MEDICAÇÃO É IMPORTANTE TAMBÉM (MAS NÃO SOZINHA)

Sim, medicamentos são de extrema importância para retirar uma pessoa de uma situação de dor e risco. Variados problemas de saúde levam-nos a olhar apenas sintomas como dor, diarreia, depressão, azia etc., e por esse motivo buscamos medicamentos que "tiram" os sintomas, mas, na maioria das vezes, não corrigem a causa do problema, provocando apenas um alívio temporário.

Lembrem-se: tomar os medicamentos é fundamental para sair de uma crise, de uma dor muito forte, mas não podemos nos esquecer de analisar a real causa do problema. Só assim conseguiremos tratar o todo, não apenas retirando o sintoma, mas também tratando o motivo pelo qual o corpo produziu o sintoma.

Pode soar estranho, mas já parou para pensar que, se não for viral, bacteriano, malformação de órgão ou causado por acidente, provavelmente foi a sua mente que produziu sua doença e todos os seus sintomas?

Foi levantada por Stanley Rosenberg (2021), em seu livro *O poder curativo do nervo vago*, uma lista de alguns dos problemas comuns que podem ter origem no sistema nervoso autônomo:

1. **Tensões físicas crônicas:** tensão muscular, dores no ombro e pescoço, enxaquecas, dor nas costas, bruxismo, tensão nos olhos ou rosto, mãos e pés frios, suor sem motivo, artrite, nervosismo, tonturas.
2. **Questões emocionais:** irritabilidade, raiva, baixa autoestima, sentir-se impotente e com falta de energia, chorar facilmente, ansiedade, sentimento de peso, depressão persistente, temor, pesadelos, inquietude, insônia ou dificuldade para dormir, preocupações excessivas, baixa concentração, esquecimento, frustração.
3. **Problemas de coração e pulmão:** dores no peito, asma, hiperventilação, falta de ar, batimento cardíaco irregular, pressão alta.
4. **Disfunção de órgãos viscerais:** fraca digestão, obstipação, irritação do intestino grosso, diarreia, problemas do estômago, hiperacidez, úlcera, azia, perda do apetite, excessos alimentares.
5. **Problemas na imunidade:** gripes frequentes, infecções recorrentes, alergias.
6. **Problemas comportamentais:** acidentes ou feridas frequentes, alcoolismo e fumo, excesso de medicamentos com ou sem prescrição médica, autismo, TDAH, síndrome de Asperger.
7. **Relações interpessoais:** desconfiança excessiva ou irrazoável, dificuldade de alcançar entendimentos, perda de libido.
8. **Questões mentais:** preocupação excessiva, dificuldade de concentração, dificuldade de lembrar as coisas, dificuldade em tomar decisões.
9. **Outros problemas:** dores e cólicas menstruais excessivas e problemas de pele.

Talvez agora faça mais sentido o porquê de dedicarmos um olhar mais abrangente sobre sintomas, suas funções e sua real causa. Talvez agora faça sentido que, em vez de tratar os sintomas de forma individual, cada um com "seu remédio", seria mais prático e eficiente, encontrar a ligação entre eles para tratarmos o conjunto de forma única, e quem sabe encontrar o "fio da meada" e ajustar o corpo e a mente com tratamentos mais simples e eficazes. E é aqui que entram os NERVOS, GLÂNDULAS, ORGANELAS e até mesmo MÚSCULOS do corpo. Dentre todos os músculos, existe um que considero uma peça-chave nos tratamentos que realizo, o qual abordaremos a seguir.

PSOAS – O MÚSCULO DAS EMOÇÕES

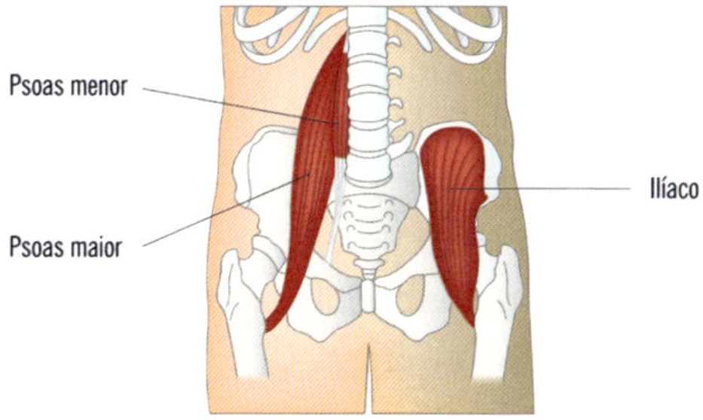

Fig. 09 – O músculo iliopsoas.

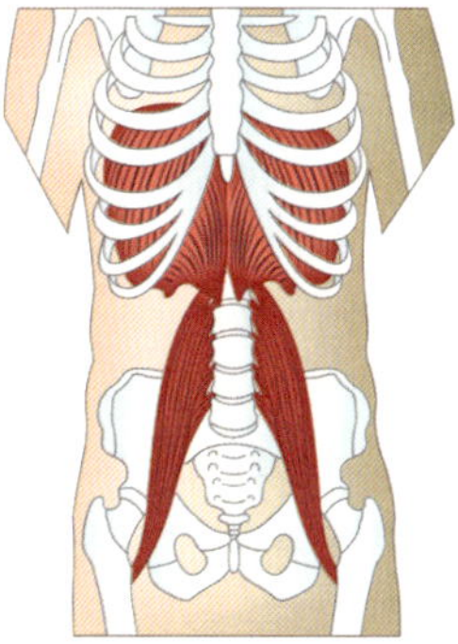

Fig. 10 – Psoas e a proximidade com o diafragma.

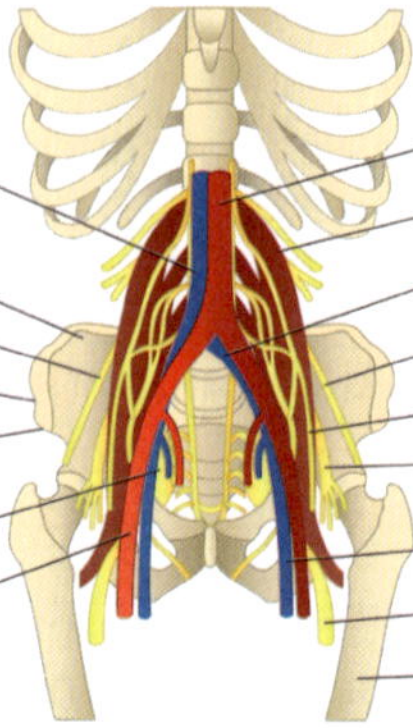

Fig. 11 – Estruturas do SNA que passam atrás do psoas.

O músculo psoas (Fig. 09), também conhecido como iliopsoas, é um músculo profundo que é de suma importância para a estabilidade e o movimento da região lombar e do quadril. Ele é composto por dois músculos: o psoas maior, que se origina nas vértebras lombares, e o ilíaco, que se origina na parte interna da pelve (Fig. 10). Ambos os músculos se unem e se inserem no fêmur, permitindo a flexão do quadril e contribuindo para a postura ereta. O psoas desempenha um papel fundamental na marcha e no equilíbrio, estabilizando a coluna lombar durante o movimento. Ele também está envolvido na inclinação pélvica, permitindo uma postura adequada. Além disso, o músculo psoas está ligado a outras estruturas do corpo, como os discos intervertebrais e os ligamentos da coluna vertebral.

O psoas pode ser afetado por diversos fatores, como má postura, falta de alongamento, sedentarismo e tensões emocionais. O encurtamento ou o enfraquecimento do músculo psoas pode levar a alterações na postura, desequilíbrios musculares e dor lombar. As emoções também podem influenciar o psoas, pois é considerado um "músculo das emoções". Tensões emocionais e estresse podem causar tensão e encurtamento do psoas, afetando a postura e o equilíbrio emocional.

O músculo psoas desempenha um papel fundamental na estabilidade e no movimento do quadril e da coluna lombar. Ele também tem sido frequentemente associado à influência nas emoções devido à sua conexão com o sistema nervoso autônomo (Fig. 11), que regula as respostas emocionais do corpo. A sua tensão ou relaxamento podem afetar o estado emocional de uma pessoa. Quando estamos sob estresse ou experimentando emoções intensas, o psoas tende a ficar tenso e encurtado. Essa tensão pode ser uma resposta protetora do corpo, preparando-o para lutar, fugir ou se defender. No entanto, se o estresse persistir ou se tornar crônico, o psoas pode permanecer constantemente tenso, afetando de maneira negativa o equilíbrio emocional.

A tensão no psoas também pode estar relacionada a emoções reprimidas ou traumas emocionais não resolvidos. O encurtamento do psoas pode levar a uma sensação de contração na área abdominal, causando desconforto físico e emocional. Essa tensão pode afetar a respiração e a circulação de energia no corpo, contribuindo para sentimentos de ansiedade, medo e estresse.

Por outro lado, quando o psoas está relaxado e alongado, pode promover uma sensação de bem-estar e calma. O relaxamento do psoas está associado a uma resposta de relaxamento do sistema nervoso autônomo, que é responsável por equilibrar as respostas do corpo ao estresse. Práticas como a fisioterapia integrativa, o alongamento do psoas, ioga, meditação e outras técnicas de relaxamento podem ajudar a liberar a tensão acumulada, promovendo maior consciência corporal e emocional. O trabalho terapêutico direcionado também pode ser benéfico para liberar emoções presas e promover o equilíbrio emocional.

É importante ressaltar que a relação entre o psoas e as emoções é complexa e individualizada. Cada pessoa pode experimentar e responder de maneira única. É sempre recomendado buscar orientação de profissionais de saúde qualificados para compreender e abordar questões emocionais e musculares de forma adequada e integrativa.

JÁ OUVIU FALAR DAS MITOCÔNDRIAS?

Quando eu estava no 1º ano do ensino médio, foi a primeira vez que ouvi falar das mitocôndrias. São organelas presentes dentro das células (Fig. 12) e têm sua função principal na produção de energia (ATP) para as atividades do organismo, atuação na morte celular por apoptose (morte celular programada – para evitar que o tecido cresça demais ou errado), produção de calor e contribuição genética a partir do DNA mitocondrial.

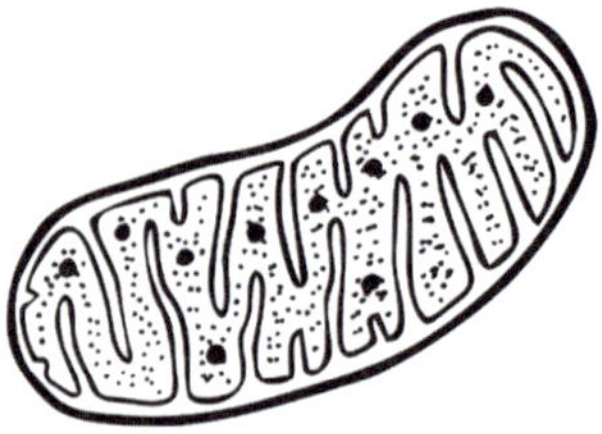

Fig.12 – A mitocôndria.

As mitocôndrias tomam parte nos processos de desintoxicação e desinflamação do organismo, estando presentes nos órgãos responsáveis por essas funções, conhecidos como órgãos emunctórios. Estudos científicos têm destacado a importância desses órgãos na remoção de impurezas e na manutenção da saúde do corpo.

O fígado, um dos principais órgãos emunctórios, é responsável por diversas funções metabólicas, incluindo a desintoxicação de substâncias químicas e a eliminação de resíduos do organismo. Pesquisas têm demonstrado a importância das mitocôndrias hepáticas na metabolização de toxinas e na produção de energia necessária para esses processos (CHEN *et al.*, 2013; PANDIT *et al.*, 2019).

Os rins também são importantíssimos para a eliminação de substâncias tóxicas e a regulação do equilíbrio de eletrólitos no organismo. Estudos têm destacado a presença de mitocôndrias nas células renais e sua participação nos processos de filtragem e excreção de resíduos metabólicos (TANNAHILL *et al.*, 2013; HALL *et al.*, 2016).

Além disso, o intestino desempenha um papel importante na eliminação de toxinas e no equilíbrio da microbiota intestinal. As mitocôndrias presentes nas células intestinais estão envolvidas na metabolização de substâncias tóxicas, bem como na produção da energia necessária para o funcionamento adequado do órgão (CHEN *et al.*, 2019; SUN *et al.*, 2020).

Os pulmões, embora sejam mais conhecidos por sua função respiratória, também possuem mitocôndrias presentes em suas células. Estudos têm demonstrado que essas mitocôndrias desempenham um papel na remoção de substâncias tóxicas inaladas, auxiliando na desintoxicação do organismo (RAJENDRAN *et al.*, 2013; LI *et al.*, 2019).

Além dos órgãos mencionados, a pele também é considerada um órgão emunctório importante. As células da pele contêm mitocôndrias que estão envolvidas na eliminação de substâncias tóxicas através do suor e na regulação da resposta inflamatória local (CAMPOS *et al.*, 2020; LEE *et al.*, 2020).

Em resumo, a presença das mitocôndrias é imprescindível nos órgãos emunctórios, contribuindo para a desintoxicação e desinflamação do organismo. O fígado, os rins, o intestino, os pulmões e a pele são exemplos de órgãos que possuem mitocôndrias presentes em suas células, as quais estão envolvidas nos processos de eliminação de toxinas e na manutenção da saúde. É importante ressaltar a necessidade de cuidados adequados com esses órgãos emunctórios, a fim de promover uma desintoxicação eficiente e manter o equilíbrio do organismo.

Falando de um jeito mais simples, as mitocôndrias produzem a energia celular, regulam o funcionamento, desintoxicam o corpo e produzem calor. Alguns estudos sugerem que a queda da presença da mitocôndria começa a afetar o corpo a partir dos 30 anos de idade. Se a mitocôndria está presente nas células, ela também está em todo o seu corpo, por isso o metabolismo diminui, sentimos mais frio, os órgãos começam a ficar cansados, não conseguimos mais comer como quando éramos jovens, entre várias outras coisas. Já reparou que, com o passar dos anos, o nosso corpo parece ir "perdendo força"?

Isso pode explicar porque depois dos 30 anos começam a aparecer mais doenças; ficamos mais cansados, nos recuperamos mais lentamente e o metabolismo desacelera. Para entender como as mitocôndrias produzem energia, precisamos explicar o que é ATP. A molécula de ATP representa a energia da célula e é produzida nas mitocôndrias através da chamada respiração celular, que utiliza a energia química encontrada em nutrientes. É como se fosse um depósito de energia usado nas reações químicas das células. Existem algumas maneiras de produzir ATP. O seu processo de produção é complexo e abrange várias reações biológicas, moléculas e passagens de elétrons.

A forma principal da produção em seres humanos ocorre na presença de oxigênio, durante algumas das etapas do Ciclo de Krebs. Para quem não lembra, o Ciclo de Krebs é uma série de reações químicas que produzem energia celular e acontecem na matriz mitocondrial (ou no citoplasma em células procariontes).

Somado a isso, a mitocôndria controla também importantes funções que fazem o reparo e a limpeza das células e das mitocôndrias não saudáveis, suprimindo o desenvolvimento de desequilíbrios e de doenças crônicas. A relação das mitocôndrias com a produção de energia é a função mais conhecida das organelas. Entretanto, há pesquisas que associam o número de mitocôndrias e a qualidade do seu funcionamento com a longevidade. Isso mesmo! Quanto mais as suas mitocôndrias estiverem funcionando bem e em equilíbrio, mais energia, mais saúde e longevidade para o seu corpo.

Mas o que pode ocorrer no corpo se as mitocôndrias não estiverem funcionando normalmente?

A seguir seguem alguns sinais e sintomas que estão avisando que suas mitocôndrias não estão bem:

- **Doenças crônicas:** estudos sobre os vários tipos de câncer os definem como uma doença metabólica mitocondrial, um exemplo de como as doenças crônicas podem ser gatilhos para o surgimento da disfunção mitocondrial, como também o resultado desse desequilíbrio.
- **Fadiga:** se as mitocôndrias não estão funcionando eficientemente na reciclagem ou produção de ATP, as células ficam sem energia muito rapidamente e isso causa sintomas de fraqueza e baixa resistência.
- **Envelhecimento:** a disfunção mitocondrial está relacionada ao excesso de radicais livres. Sob condições normais, os radicais livres são essenciais para o metabolismo energético. Porém, quando excedem o nosso equilíbrio de neutralização desses radicais, eles passam a atacar as proteínas, os lipídios e o próprio DNA da mitocôndria, causando instabilidade e sinais de envelhecimento.

Tudo bem, porém, é importante saber também como estimular a produção das mitocôndrias. **A biogênese mitocondrial é o processo de produção de novas mitocôndrias dentro das células. Quanto mais mitocôndrias saudáveis, mais energia e saúde o corpo está propenso** a ter. Para o estímulo dessa produção, a prática do exercício aeróbico intenso, a fotobiomodulação com lasers e LEDs, a restrição calórica, a exposição ao frio, a suplementação de alguns nutrientes e a adoção de uma dieta cetogênica são algumas das estratégias já estudadas.

Suplementos e fórmulas manipuladas são aliados da produção e do bom funcionamento das mitocôndrias. Muitos deles podem ser manipulados, e outros são encontrados em suplementos. **Procure sempre ajuda profissional para a suplementação correta. Lembre-se: assim como a falta, todo excesso faz mal!**

- **Antioxidantes:** os nutrientes antioxidantes inibem a ação negativa do excesso de radicais livres nas células e mitocôndrias, como as vitaminas C e E.
- **Resveratrol:** é um fitoquímico muito conhecido por estar na composição de uvas, frutas vermelhas, amendoim e vinhos, com propriedades antioxidantes e associado à produção das mitocôndrias.
- **PQQ:** a pirroloquinolina quinona, é uma vitamina com ação antioxidante e relacionada com a formação das mitocôndrias.
- ***Pomegranate* (romã):** a fruta romã contém compostos que geram ácido elágico, que quando é metabolizado, pode estimular a remoção de mitocôndrias disfuncionais.
- **Ácido alfa-lipoico:** é uma molécula associada com a capacidade de melhora da função mitocondrial, ao favorecimento da homeostase de tecidos e fortalecimento indireto do sistema imunológico.
- **Taurina:** há evidências que destacam a contribuição da taurina na síntese das proteínas mitocondriais e o apoio na proteção das células.
- **L-carnitina:** está diretamente envolvida no transporte de ácidos graxos para a matriz mitocondrial e na modulação da homeostase da coenzima intracelular A (CoA). Devido à sua importância e demanda, a L-carnitina geralmente é mantida dentro de limites de concentração relativamente estreitos, sendo sua suplementação importante para as funções mitocondriais.
- **Ômega-3:** lipídios especiais, como o ômega-3, são componentes formadores das membranas externas e internas que dão forma às mitocôndrias e às células.

- **Coenzima Q10:** presente em todas as células e, particularmente, de maneira concentrada nas mitocôndrias, a CoQ10 participa da produção e transferência de ATP (fosforilação oxidativa) e combate o excesso de radicais livres. Além dos suplementos, vale destacar a possibilidade de manipular a CoQ10 com a tecnologia Micro-SR™, que garante alta biodisponibilidade.
- **Vitaminas do complexo B:** atuam como co-fatores de enzimas essenciais para a função celular. São vitaminas que participam do sistema de produção de energia dentro da célula, incluindo o metabolismo mitocondrial.

O SISTEMA LÍMBICO – AMÍGDALA CEREBRAL E HIPOCAMPO

As conexões feitas no cérebro são inúmeras, e isto todos já sabem (ou pelo menos imaginam), mas uma destas conexões se torna fundamental para entendermos como o corpo reage às situações do dia a dia. Entre todas elas vamos destacar a conexão do Sistema Límbico e do SNA central.

O SNA central apresenta dois componentes principais, sendo eles o sistema simpático responsável pelos mecanismos de "fuga e luta", que se ativa nos momentos de estresse, perigo e risco eminente à vida, e o outro é o sistema parassimpático que ajuda a regular as funções vegetativas (aquelas que não dependem da sua vontade para que sejam realizadas), ajustando assim todas as atividades do sistema simpático. Se este sistema entra em colapso, todos os órgãos vegetativos entrarão também, ou seja, começam a aparecer sintomas nos intestinos, fígado, rins, pulmão, coração e até mesmo em glândulas como a tireoide e timo. Aparecendo assim todos os sintomas da ansiedade e depressão.

Neste sistema, precisamos dar atenção especial para os centros límbicos como a amígdala cerebral e áreas como o hipocampo (Fig. 13). Primeiramente, vale ressaltar que a amígdala tem ação relacionada a diversos distúrbios neuropsiquiátricos. Ela atua diretamente na "gravação" das memórias, do instinto de sobrevivência e do humor. Ajustando assim as emoções por meio das memórias, fazendo com que o corpo reaja de forma semelhante e imediata a todas as situações parecidas com aquela, economizando assim energia e tempo de reação. Já o hipocampo é importante para interromper o estresse no momento em que a situação passa, regulando assim o humor e as memórias dos eventos.

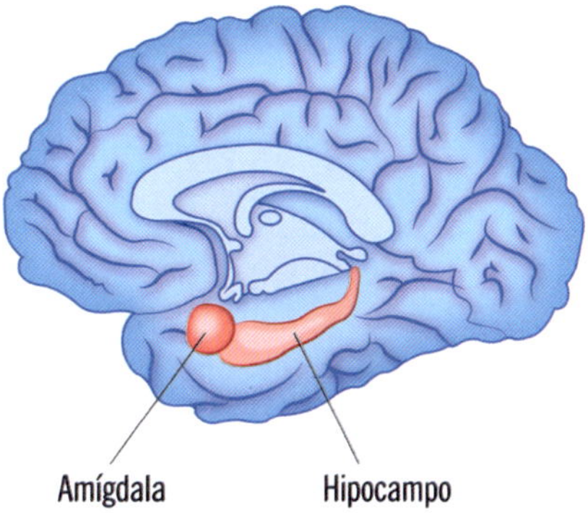

Fig. 13 – Sistema límbico.

O estresse crônico está relacionado diretamente ao aumento do volume da amígdala e aos transtornos do humor e da agressividade. Por outro lado, o estresse está associado à redução em outras estruturas límbicas, hipocampo e córtex pré-frontal.[3]

Com base nestas informações, como o excesso de estimulação da amígdala pelo cortisol e o respectivo resultado inibitório na atividade hipocampal, associados às disfunções da amígdala e do sistema límbico, teremos uma porta aberta para a instalação de problemas como a depressão e a ansiedade. Atuando nestes sistemas de maneira direta ou indireta, podemos caminhar de maneira mais efetiva rumo ao reajuste do corpo e da mente.

3 DREVETS, W. C.; RAICHLE, M. E. Neuroanatomical circuits in depression: implications for treatment mechanisms. *Psychopharmacology Bulletin*, v. 28, n. 3, p. 261-274, 1992.

A GLÂNDULA PINEAL: EXPLORANDO A CONEXÃO COM DEPRESSÃO E ANSIEDADE

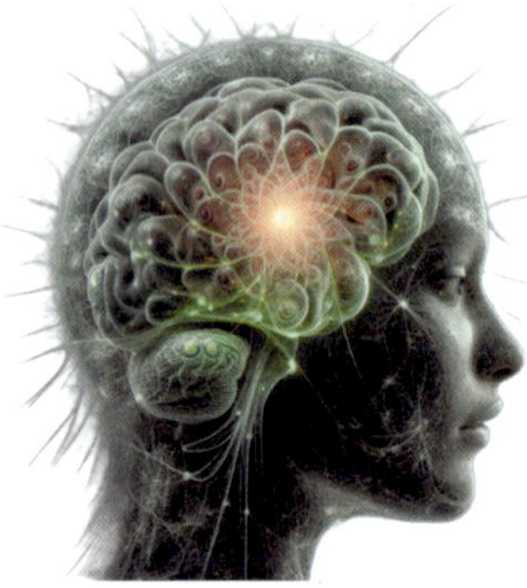

Fig. 14.1 – A glândula pineal.

A glândula pineal, também conhecida como epífise, é uma estrutura cerebral pequena e enigmática localizada no centro do cérebro (Fig.14.1–14.2). Ela tem forma de cone de pinheiro, daí o nome "pineal". Essa glândula vem sendo objeto de especulação e investigação há anos, sendo ela conhecida pela regulação dos ritmos circadianos e pela produção do hormônio melatonina. A melatonina desempenha um papel crucial na regulação do sono, no equilíbrio emocional e em outros processos fisiológicos.

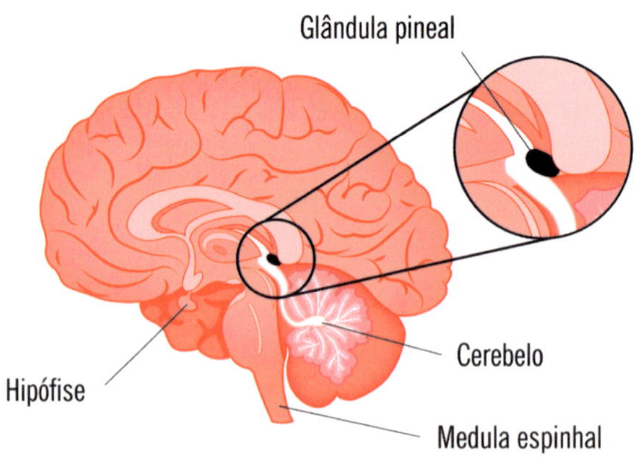

Fig. 14.2 – Localização anatômica.

A produção de melatonina pela glândula pineal é altamente influenciada pela luz ambiente. Durante o dia, quando estamos expostos à luz, a produção de melatonina é inibida, preparando o corpo para a vigília. À noite, quando a luz diminui, a produção de melatonina aumenta, sinalizando ao corpo para entrar em estado de repouso e sono. Essa regulação dos ritmos circadianos é essencial para manter um ciclo de sono saudável, o que, por sua vez, afeta a saúde mental.

Os ritmos circadianos são padrões de atividade biológica que ocorrem em ciclos de aproximadamente 24 horas. Eles regulam funções críticas, como temperatura corporal, pressão arterial, liberação de hormônios e a alternância entre estados de alerta e sono. Quando esses ritmos são perturbados, tal como acontece com distúrbios da glândula pineal, pode haver efeitos adversos na saúde mental.

A melatonina tem impacto significativo na saúde mental, particularmente no que diz respeito ao sono e ao equilíbrio emocional. O sono adequado exerce função primordial na saúde mental, uma vez que é durante o sono que o cérebro executa funções vitais, como a consolidação da memória, a limpeza de produtos metabólicos tóxicos e a regulação de neurotransmissores. O neurotransmissor serotonina, por exemplo, é importante para a regulação do humor e é frequentemente associado a condições como a depressão.

A relação entre a glândula pineal e a depressão tem sido objeto de estudo e especulação. A perturbação dos ritmos circadianos, que depende em grande parte da glândula pineal, pode afetar diretamente a qualidade do sono. A insônia, frequentemente associada à depressão, é uma das manifestações mais evidentes dessa disrupção.

O estudo realizado por Lemoine e Zisapel (2012) sugere que a melatonina pode ter um papel na regulação dos níveis de serotonina, um neurotransmissor envolvido na regulação do humor. Alterações nos níveis de serotonina estão associadas à depressão, e a melatonina, produzida pela glândula pineal, pode se mostrar relevante na sua modulação. No entanto, essa relação ainda requer mais investigação para ser compreendida completamente.

Além disso, a exposição à luz durante a noite, que inibe a produção de melatonina, tem sido associada a um maior risco de depressão. Estudos, como o de Bedrosian e Nelson (2013), destacam como a supressão da melatonina devido à exposição à luz artificial durante a noite pode perturbar os ritmos circadianos e afetar negativamente o sono, contribuindo para a depressão.

Assim como na depressão, a conexão entre a glândula pineal e a ansiedade também é complexa. A ansiedade está frequentemente associada a distúrbios do sono, como insônia e pesadelos. A regulação dos ritmos circadianos é fundamental para a qualidade do sono, e a produção inadequada de melatonina devido a distúrbios na glândula pineal pode contribuir para distúrbios do sono e, por sua vez, aumentar a ansiedade.

Um estudo conduzido por Konakchieva e Grigorova (2016) sugere que a melatonina não só regula o sono, mas também possui propriedades ansiolíticas, o que significa que pode ajudar a reduzir a ansiedade. A melatonina atua nos receptores de serotonina no cérebro, os quais desempenham um papel importante na regulação do humor e da ansiedade. Essa descoberta sugere que a melatonina pode ser um componente-chave na modulação da ansiedade e do estresse.

Entretanto, é importante notar que a relação entre a glândula pineal, a melatonina e a ansiedade ainda não está completamente compreendida e requer mais investigações para definir seu papel preciso.

A pesquisa sobre a glândula pineal e sua relação com a saúde mental tem se expandido nos últimos anos, e inúmeros estudos clínicos estão sendo conduzidos para investigar essa conexão.

Por exemplo, um estudo publicado por Serfaty *et al.* (2021) explorou a eficácia de suplementos de melatonina na redução dos sintomas de ansiedade em pacientes com transtorno de ansiedade generalizada. Os resultados preliminares indicaram melhora significativa na ansiedade em pacientes que receberam suplementos de melatonina, sugerindo que a melatonina pode ser uma intervenção promissora no tratamento da ansiedade.

Além disso, um estudo conduzido por James *et al.* (2018) examinou a influência da exposição à luz noturna na depressão. Os pesquisadores descobriram que a exposição prolongada à luz artificial durante a noite levou a uma supressão da melatonina e afetou negativamente os ritmos circadianos, o que poderia contribuir para o desenvolvimento da depressão. Esses estudos demonstram a importância de considerar a função da glândula pineal e da melatonina na pesquisa e no tratamento de transtornos de saúde mental.

A glândula pineal, uma pequena estrutura no cérebro humano, desempenha um papel crucial na regulação dos ritmos circadianos e na produção do hormônio melatonina, que influencia o sono e o equilíbrio emocional. Embora o entendimento da relação entre a glândula pineal e a saúde mental, especialmente em relação à depressão e à ansiedade, ainda esteja em desenvolvimento, as evidências sugerem que a conexão é significativa.

A pesquisa atual indica que a disfunção da glândula pineal, a exposição inadequada à luz e a regulação dos ritmos circadianos desempenham papéis importantes na manifestação de distúrbios da saúde mental. Além disso, a melatonina, produzida pela glândula pineal, parece desempenhar um papel na modulação dos neurotransmissores envolvidos na regulação do humor.

As implicações clínicas e terapêuticas são promissoras e oferecem oportunidades para melhorar a qualidade de vida das pessoas que sofrem com depressão e ansiedade. A suplementação de melatonina, a promoção da higiene do sono e as terapias de exposição à luz são estratégias que podem ser exploradas no tratamento desses distúrbios.

No entanto, é fundamental reconhecer que a pesquisa sobre a glândula pineal e a saúde mental continua a evoluir. À medida que novos estudos e descobertas são feitos, nossa compreensão se aprofunda, levando a abordagens mais eficazes para prevenir e tratar distúrbios da saúde mental. A interação complexa entre a glândula pineal e a saúde mental representa um campo empolgante e em constante expansão da pesquisa científica.

TIMO – AQUELA SENSAÇÃO DE APERTO NO PEITO!

Não! Não é dor no "coração" que sentimos quando estamos muito tristes, quando alguém nos maltrata ou quando terminamos um relacionamento. Na verdade, esta sensação está relacionada ao "movimento" do timo, reagindo às situações da vida. Ele é sensível a emoções e reage a cores, gestos, toques, sons, palavras, pensamentos e ações. O timo é a "cabine de controle e equilíbrio" dos pensamentos e paixões, responsável por regular e temperar os sentidos e a energia vital. Ele reage às emoções, cresce quando estamos felizes e diminui pela metade quando estamos tristes, estressados ou doentes.

O timo é um órgão do sistema linfático, localizado no mediastino (Fig. 15), acima do coração, e tem como função primordial o desenvolvimento e maturação de células T, importantíssimas para o sistema imunológico, pois atuam na defesa do organismo contra infecções e substâncias estranhas. Embora o timo seja primariamente associado ao sistema imunológico, há evidências que o conectam diretamente às emoções.

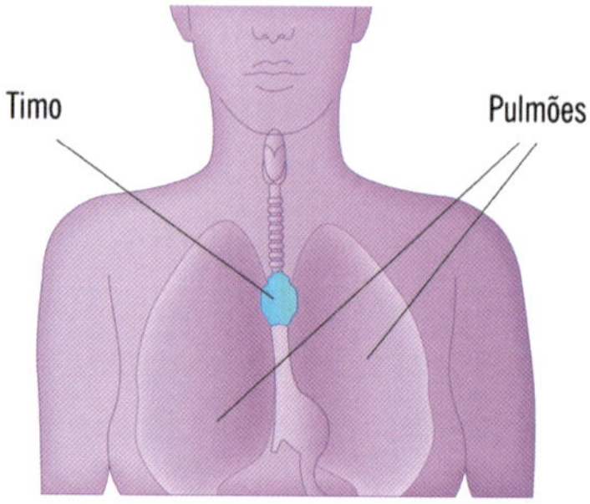

Fig. 15 – O timo e sua localização.

No entanto, há uma conexão indireta entre o sistema imunológico e o estado emocional das pessoas. Quando o sistema imunológico está comprometido, seja devido a infecções crônicas, doenças autoimunes ou outros fatores, o organismo pode estar sob estresse, o que, por sua vez, é capaz de afetar o estado emocional de uma pessoa. O estresse prolongado e a inflamação crônica podem estar ligados a uma variedade de problemas emocionais, como ansiedade e depressão.

Ele também é regulador do sistema imunológico, junto às glândulas adrenais e a espinha dorsal. Está ligado diretamente aos órgãos dos sentidos, e relaciona-se à consciência e à linguagem. Ele seria o elo entre os meios externos e internos do corpo, reagindo também às agressões, produzindo células de defesa. Isso explica por que a tristeza, o estresse e a melancolia podem acabar com nossa resistência física, trazendo mais gripes e resfriados, o que já não ocorre com tanta frequência quando estamos felizes e confiantes.

O amor e o ódio nos afetam diretamente, ou melhor, estes sentimentos afetam diretamente o timo. Os pensamentos e as emoções que são negativos afetam o timo muito mais do que as bactérias e vírus, pois isto sobrecarrega o timo, que fica "procurando o agressor" de forma contínua. No entanto, como nunca o encontra (não existem fisicamente dentro do corpo, não é?), ele enfraquece, se cansa e acaba abrindo a porta para a baixa imunidade, trazendo à tona sinais de enfraquecimento do organismo. Por exemplo, as pessoas que têm o vírus do herpes podem ter crises ulcerosas em períodos assim.

Sabe, gosto muito daquela citação: **"Cuidado com seus pensamentos e suas palavras, e com o ato de não perdoar. Além de não atingir as pessoas que te feriram, eles afetam diretamente a você!".** Ao pensar assim, o "poder do perdão" é ainda mais fortalecido. Libertar-se de tais mágoas não é uma tarefa fácil, porém é importante para a saúde do timo, auxiliando assim o alcance de uma vida mais saudável e plena. **AGORA FEZ SENTIDO?**

O NERVO VAGO

Antes de mais nada, devo falar que todos os nervos cranianos são importantes para a nossa sobrevivência, bem como para a recuperação e o descanso. Esses nervos permitem o funcionamento dos cinco sentidos primários (tato, paladar, olfato, audição e visão), sentidos estes que, quando trabalham em conjunto, facilitam e proporcionam todos os comportamentos sociais dos animais.

O nervo vago é o maior desses nervos (Fig. 16), e seu nome veio justamente daí, pois, além de comprido, ele possui vários "ramos". A palavra "vago" vem do latim *vagus*, que significa viajante. Ele vagueia pelo corpo, partindo da cabeça (tronco cerebral) até o abdômen, inervando músculos do pescoço na laringe e faringe, nos pulmões, no coração, estômago, fígado, pâncreas, duodeno, intestino delgado, intestino grosso e rins.

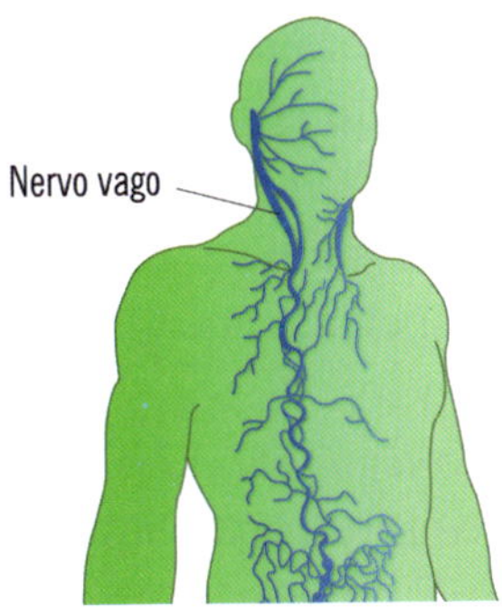

Fig. 16 – O nervo vago inerva os órgãos internos de tórax e abdômen.

Vale aqui ressaltar que o sistema nervoso autônomo não só regula a função dos órgãos internos, mas também está relacionado aos estados emocionais, traduzidos por comportamentos. E são divididos em três vias.

A primeira delas aborda o envolvimento social. Trata-se do ramo ventral do nervo vago, responsável por emoções positivas, alegrias, satisfação e amor. É quando estamos de "peito aberto" para a vida social e familiar, quando temos a sensação de que podemos tudo.

A segunda é a parte simpática do SNA, ou seja, quando nos sentimos ameaçados, mas ainda temos a opção de "lutar ou fugir". Nesta fase, fazemos o possível para responder à ameaça, também relacionada com emoções de perigo e medo, e com isso agimos sobre a situação.

A terceira via aparece quando estamos imobilizados, perdemos a capacidade de lutar ou fugir, ficamos "congelados" perante uma situação que dá a sensação de destruição real, mesmo que não identifiquemos o "agressor". Esta via provoca a sensação de impotência, desespero, apatia, assim como isolamento e distanciamento social. É nesse estado que podemos apresentar desmaios "sem motivo", tonturas e queda de pressão arterial.

De forma mais direta, o nervo vago regula quase todas as funções do corpo necessárias para a saúde e o bem-estar emocional. Ele tem que estar funcionando bem para nos sentirmos emocionalmente bem e atingir um envolvimento social adequado e positivo.

O NERVO VAGO E SUA LIGAÇÃO COM A ANSIEDADE E COM A DEPRESSÃO

Primeiro precisamos entender um pouco sobre a **teoria polivagal**. Ela descreve dois ramos existentes do nervo vago: o ramo dorsal, que aparece quando não temos mais o que fazer, ficamos congelados, não temos força para lutar nem para fugir; e o ramo ventral, que indica quando estamos bem, podemos relaxar e recuperar as energias, podemos sonhar acordados e estamos "de bem" com a vida.

O ramo ventral do nervo vago (Fig. 17.1), possui duas divisões que vão para o coração, os pulmões e as vias respiratórias. Além disso, ele comanda as funções da dinâmica facial, os movimentos do rosto e os músculos da garganta. E o ramo dorsal do nervo vago (Fig. 17.2) vai para o coração e pulmão, mas segue para os órgãos da digestão, estômago, fígado, pâncreas, baço e intestinos, e isso explica e justifica as alterações físicas dos problemas físicos e emocionais associados à ansiedade e à depressão.

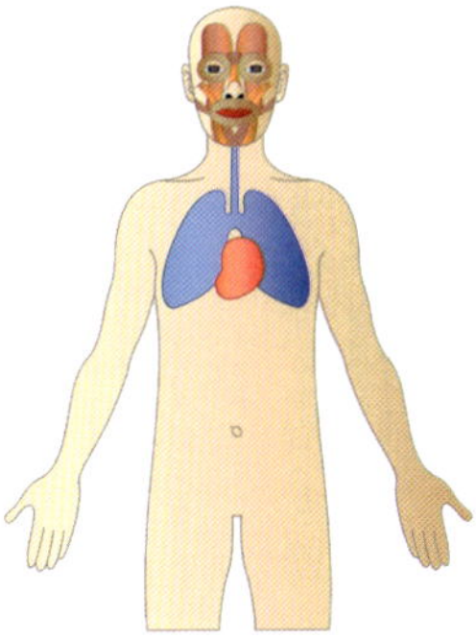

Fig. 17.1 – Vago ventral.

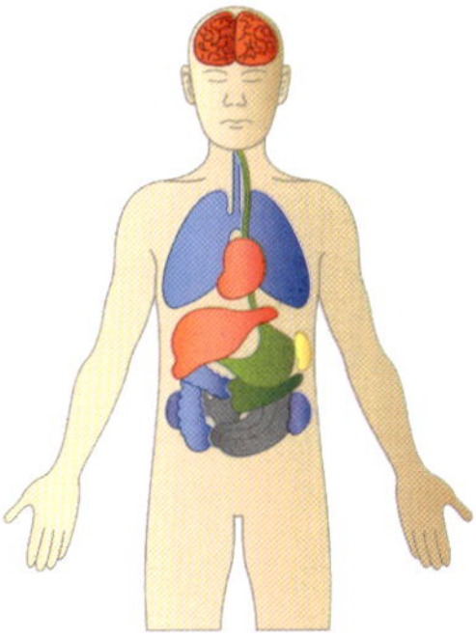

Fig. 17.2 – Vago dorsal.

As pessoas com diagnóstico de depressão costumam estar permanentemente imersas em um estado de perda. Perdem o interesse em coisas que antes lhes eram prazerosas e desenvolvem sintomas como excesso alimentar, problemas digestivos, tornam-se impotentes, associais, ficam inativas, apáticas, podem se sentir tristes, ansiosas, vazias, envergonhadas, desesperadas, inúteis, irritadas, culpadas, apresentam falta de energia, falta de objetivos, ficam letárgicas e podem apresentar diversas dores pelo corpo. Essas dores, aliás, nem sempre são diagnosticadas por exames de imagem ou clínicos, como as dores da fibromialgia. Além de tudo isso, podem apresentar dificuldade de concentração, falhas de memória e dificuldade em tomar decisões. Passam a circular dentro de "loopings" de pensamentos negativos e de autopunição, a exemplo de ideação, tentativa e até mesmo execução do suicídio.

Tais contingências podem ser sinais da ação do ramo dorsal do nervo vago; em outras palavras, a depressão não é apenas uma desordem emocional e mental, mas também física. Daí a importância do olhar integrativo, mas não focado apenas no sintoma, mas sim no SER HUMANO como um todo, como um ser multifatorial.

Com este olhar mais humano e integrativo, temos a possibilidade de alçar voos mais altos nas intervenções de tratamento da depressão.

Ao olhar para o sistema nervoso autônomo, para as emoções e para os comportamentos, podemos estimular o corpo físico a voltar para o estado de envolvimento social, a voltar para o ramo ventral do nervo vago, e assim voltar a ter sentimentos positivos e a enxergar a vida com mais felicidade e leveza.

SINTOMAS DE ALERTA DO ESTADO VAGAL DORSAL: É PRECISO ENTENDER

Quando uma pessoa está em estado depressivo, o corpo pode reagir de diversas formas, e com frequência a perspectiva muda para pior. A pessoa apresenta apatia com relação ao meio que a cerca, os músculos se tornam mais flácidos e fracos, o corpo se torna pesado, e, por mais simples que seja a tarefa a ser realizada, é necessário um esforço enorme para executá-la.

As pessoas neste estado passam a se sentir inúteis, desesperadas, apáticas e sem enxergar a famosa "luz no fim do túnel". Há também as famosas "dores invisíveis", indetectáveis nos exames, a dor nociplástica. Trata-se de um tipo de dor que não melhora com "massagens", que migra de um ponto a outro, de forma aparentemente inexplicável.

Outros sintomas são aqueles associados ao estado de choque, como o rosto e olhar sem vida, sem expressão, sem cor ou resposta, o tom alterado de voz, às vezes pressão baixa, desmaios, suor excessivo, náuseas. Em casos extremos, pode ocorrer dificuldade de controle da urina e das fezes (como em um susto ou choque muito grande), a inspiração se torna superficial e ineficaz, dissociação da realidade, pensamento distante e não focado. Pode haver situações em que, mesmo estando com um grupo de pessoas, ocorre ausência de conversa por parte da pessoa depressiva, letargia e falta de empatia, momentos em que muito se fala, mas são falas vazias, além de dificuldade de definir objetivos e de pedir ajuda.

EFEITOS DO VAGO VENTRAL NO CORPO

Antigamente tínhamos a ideia de que o estado vagal dorsal era apenas um conceito de estar relaxado. Hoje sabemos que este estado é, na verdade, o verdadeiro momento de relaxamento associado à recuperação e regeneração das forças. É nele que saímos do estado de medo e podemos descansar.

É o momento de estar tranquilo, de bem com a vida, parado, admirando o tempo, uma paisagem, sem preocupações e medos capazes de perturbar a paz interior. O vago ventral reflete o momento em que estamos bem, os músculos se recuperam, o corpo se estabiliza, as decisões ficam mais claras, e temos a certeza de que tudo dará certo. É o momento de envolvimento pessoal, quando estamos abertos às interações e à vida.

Devemos estar cientes também de que o nervo vago ajusta diversas funções do corpo para manter o equilíbrio (homeostase). Além disso, o nervo vago, em conjunto com alguns nervos cranianos, trabalha em união para facilitar e promover o envolvimento social. Não podemos esquecer que, segundo a biologia, nós fazemos parte do Reino Animal, do filo Chordata, da classe dos mamíferos e assim seguimos até chegar à espécie *Homo sapiens* (LINNAEUS, 1735), conforme descrito nas categorias taxonômicas. Sendo assim, temos características de todos os mamíferos da Terra, e esta é uma informação importante para a nossa argumentação, pois os ramos ventrais do nervo vago aparecem somente a partir dos mamíferos na escala evolutiva.

Já sabemos que os três ramos do SNA são de igual importância quando falamos da regulação das emoções, atingindo diretamente as respostas ao meio, regulando as respostas aos momentos (bons e ruins) que passamos no dia a dia. O primeiro é o ramo ventral do nervo vago, ao qual estão ligadas as emoções positivas, alegrias e satisfações.

O segundo ramo é o ramo simpático e está associado às emoções de perigo e medo, quando estamos sob ameaça. E o terceiro é o ramo dorsal do nervo vago, que se ativa quando não temos mais esperança, não temos condição de lutar nem de fugir, sentimo-nos impotentes, apáticos e só nos resta o distanciamento e o isolamento.

O ser humano deve flutuar constantemente entre as três etapas do SNA, porém, ao permanecer por longos períodos em um deles, temos uma disfunção físico-emocional instalada, causando todas as disfunções já mencionadas anteriormente. Assim, é preciso olhar para este sistema com carinho e utilizar mecanismos de tratamento que olhem para o todo. Isso explica e respalda por que devemos tratar o corpo ao mesmo tempo que a mente em todos, ou pelo menos na maioria dos casos de transtornos psiquiátricos e emocionais. Lembro também que, ao abordar o "todo", nos referimos ao corpo todo mesmo. Se o SNA comanda os órgãos internos, é comum uma pessoa que sofre com ansiedade e depressão apresentar também problemas digestivos (azia, gastrite), intestinais (disbiose, diarreia, constipação) e/ou renais (infecções ou pedras), dentre outros.

E aqui entra a importância do intestino na saúde mental: como as alterações intestinais afetam o ser humano? Como os sinais de constipação e diarreia podem ser sinais de crises de ansiedade e depressão? Como ajudar seu intestino a funcionar direito? O intestino é realmente o nosso segundo cérebro?

É O QUE DESCOBRIREMOS NO PRÓXIMO CAPÍTULO...

CAPÍTULO 6

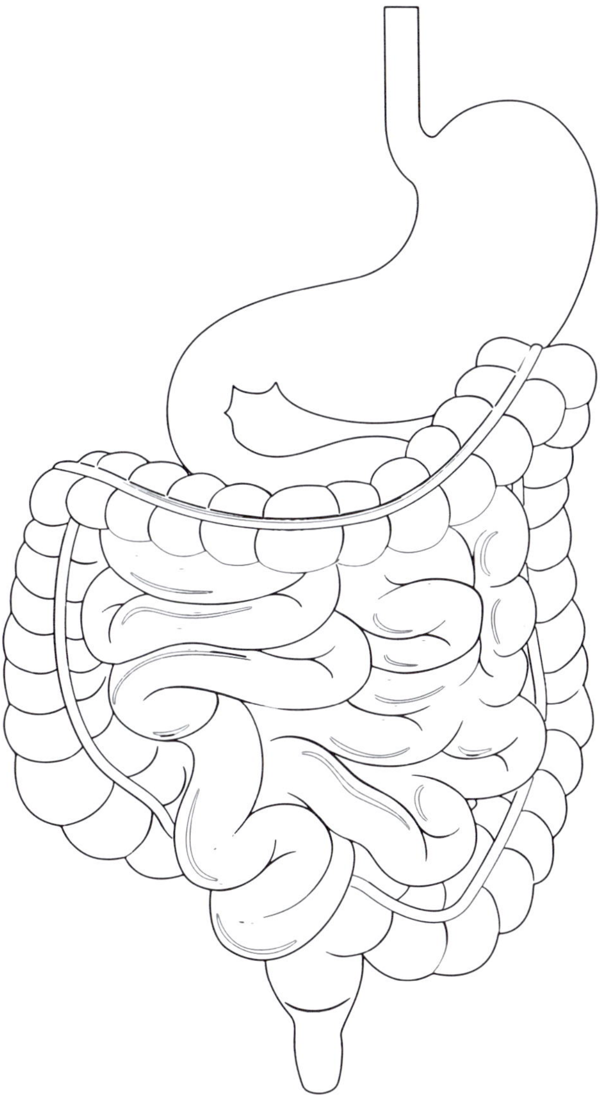

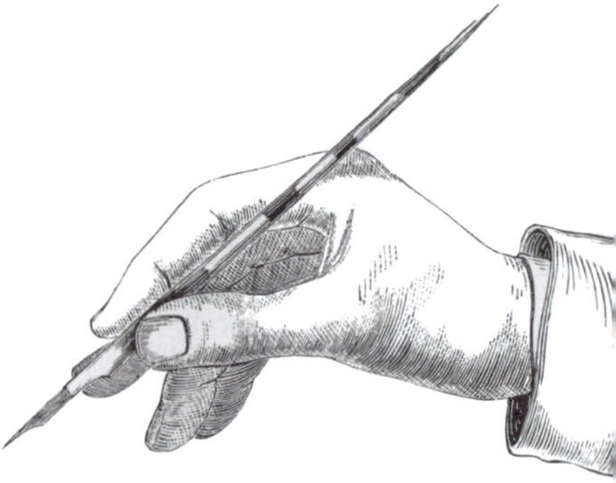

Capítulo 6

A importância do intestino e da alimentação

Inicio este capítulo com uma reflexão sobre os avanços da ciência e da medicina no geral, abordando a importância do tratamento integral do ser humano para o alívio geral do sofrimento. No livro *Amigos da mente,* do Dr. David Perlmutter, ele trata de maneira muito interessante todas as vertentes do fantástico órgão que é o intestino, muitas vezes maltratado e menosprezado por nós.

O INTESTINO É REALMENTE O SEGUNDO CÉREBRO?

Sim, eu considero o intestino o segundo cérebro (muitas vezes penso que é o primeiro); ele é fundamental não somente por ser responsável pela absorção de nutrientes, mas também pela fantástica e fundamental ação na produção de neurotransmissores, fundamentais para a saúde cerebral. Na ciência atual, intestino e cérebro estão intimamente conectados (Fig. 18). Um exemplo que sempre falo é: já reparou que quando levamos um susto ou sentimos medo (reações emocionais – cérebro), sentimos instantaneamente, no mesmo momento, aquele "frio" na barriga?

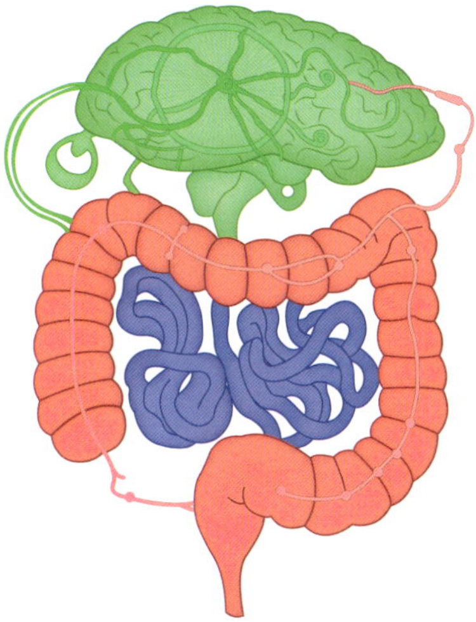

Fig. 18 – Intestino, o segundo cérebro.

Mas para entendermos melhor esta relação, faremos algumas observações. No século III a.C., Hipócrates, médico grego, intitulado o pai da medicina moderna, foi o primeiro a afirmar que "todas as doenças começam no intestino". No final do século XVII, Anton van Leeuwenhoek visualizou sua própria placa bacteriana, com um microscópio, e hoje é considerado o pai da microbiologia. No século XIX, Élie Mechnikov ganhou o prêmio Nobel ao demonstrar o vínculo entre a longevidade do homem e o equilíbrio da "flora" intestinal (as bactérias). O mundo científico atual tem comprovado através de diversos estudos que 90% das doenças humanas remontam a um intestino adoecido (RITT e LANGOWSKI, 2020).

Hoje sabemos que no intestino existem as bactérias boas e as bactérias ruins. Idealmente, as bactérias boas devem estar presentes em quantidade bem maior, garantindo um funcionamento intestinal adequado. Entretanto, às vezes, deixamos passar essas informações porque sabemos que existem remédios que trazem o famoso "alívio imediato", e foi assim que aprendemos a viver. Mas quando o desequilíbrio intestinal das bactérias se prolonga, o sintoma pode melhorar no momento, mas se torna recorrente. No meu caso, por exemplo, antes de apresentar sintomas de depressão, o intestino já estava desregulado; eu, porém, seguia a vida, já tinha gastrite (que havia sido diagnosticada por volta dos 19 anos), porém a visão era outra. Tratei com remédios, que só tiraram os sintomas e melhoraram o aspecto do estômago. Mas a falha era outra: a minha mente já apresentava sinais de estresse e ansiedade, reações exageradas às situações da vida; estava cada dia mais irritado. Mas, na minha mente, isso se devia ao fato de eu ter nascido assim, e estava tudo bem.

Quando a depressão explodiu, meu corpo já estava cansado e se arrastando para cumprir as obrigações. E entrei naquela fase de que todos falavam: "depois dos trinta, os problemas aparecem". Comigo foi assim, mas não precisa ser com todo mundo! Hoje entendo e cuido do meu intestino de outra forma, com probióticos, variação alimentar, pratos coloridos com variação de verduras e legumes. Hoje, depois de 15 anos buscando informações, pude entender e cuidar melhor do órgão que produz a saúde cerebral: o intestino.

Veja só, mesmo que você não sofra de problemas de saúde como a depressão e a ansiedade, um mau funcionamento intestinal pode estar no início, com a alteração microbiana e se manifestando através de sintomas "mais simples" como dores de cabeça, dificuldade de concentração, memória fraca ou pensamentos negativos.

COMO SABER A QUALIDADE DO SEU INTESTINO?

Existem várias formas de avaliar a qualidade do intestino. Na internet há vários testes que ajudam a "ter uma ideia" de como você está realmente. As perguntas vão desde a gravidez da sua mãe (lembra da epigenética?) até o decorrer da sua vida. Ao longo deste capítulo, abordarei algumas das perguntas que encontramos no livro *Amigos da mente* do Dr. David Perlmutter. Estas perguntas ajudarão a você ter uma ideia de como andam suas bactérias intestinais e de seus fatores de risco ao desequilíbrio.

Conforme o Dr. David Perlmutter cita em seu livro: **"Não se assuste caso a resposta à maioria das perguntas for 'sim'. Quanto mais 'sim' você tiver, maior o risco de você ter uma microbiana adoentada ou não funcional, suscetível de impactar sua saúde mental"**. Mas lembre que identificar essa predisposição não será uma sentença de que você terá algum problema, e sim um direcionamento para cuidar mais do seu intestino e daquilo que você ingere, sejam comidas e/ou bebidas. Outra ação necessária é dar mais atenção a problemas como constipação e/ou diarreia, uma vez que são sinais de uma microbiota desequilibrada, cujo quadro pode apresentar piora, a depender das emoções apresentadas pela pessoa. Então apenas responda de maneira sincera consigo mesmo:

1. Sua mãe tomou antibióticos quando estava grávida de você?
2. Sua mãe tomou corticoides, como a prednisona, quando estava grávida de você?
3. Você nasceu de cesariana?
4. Você mamou no peito por menos de um mês?
5. Você teve otites ou inflamações de garganta constantes na infância?
6. Você ficou internado, entubado com ventilação artificial em UTI, na infância?
7. Suas amígdalas foram retiradas?
8. Você já teve que usar remédios corticosteroides durante mais de uma semana, como gotas para o nariz ou inaladores descongestionantes?
9. Você toma antibiótico a cada dois ou três anos?
10. Você toma antiácidos para má digestão ou refluxo?
11. Você tem sensibilidade ao glúten?
12. Você sofre com alergias alimentares?
13. Você tem sensibilidade excessiva às substâncias químicas comumente encontradas nos produtos do dia a dia?
14. Você já teve alguma doença autoimune diagnosticada?
15. Você sofre com diabetes tipo 2?
16. Você está mais de 10kg acima do peso ideal?
17. Você sofre com síndrome do intestino irritável?
18. Você sofre com diarreias ou cólicas intestinais todo mês?
19. Você toma laxante todo mês?
20. Você sofre com depressão ou ansiedade?

Se você respondeu "sim" à maior parte das perguntas, saiba que existe uma possibilidade grande de sofrer de algum transtorno ou problema emocional/mental no futuro (se já não estiver sofrendo). Mas saiba também que, com o tratamento certo, é possível ajustar o quadro da saúde, atuando de forma integrativa e realmente efetiva em todas as esferas de sua vida...

INTESTINO *VERSUS* MICROBIOMA

As bactérias são a base da vida na Terra. Foram as primeiras e possivelmente serão as últimas formas de vida do planeta. Ninguém vive sem elas; absolutamente nada vive sem elas, nem eu, nem você.

Devemos entender que ao mesmo tempo que existem bactérias ruins, que causam inúmeras doenças e até mesmo a morte, também temos bactérias boas, que nos salvam e são a base da manutenção da vida na Terra. Elas coexistem conosco (por dentro e por fora), ajudam o corpo a manter a saúde e o equilíbrio e podem levar ao desequilíbrio também, da obesidade ao mal de Alzheimer. Acima de tudo, as bactérias ruins podem aparecer em pessoas com disfunção na microbiota.

Resumindo: o microbioma pode ser considerado o super-herói que mora no intestino e auxilia na digestão. Então, devemos cuidar deles com carinho para que não se transformem nos vilões desta linda caminhada chamada VIDA.

QUAL A IMPORTÂNCIA DO MICROBIOMA PARA A SAÚDE?

Os avanços da ciência medicinal reforçam que o microbioma é extremamente importante para o funcionamento do organismo humano. Ele atua diretamente em funções metabólicas, absorção de nutrientes, sistema nervoso e fortalecimento do sistema imunológico. Diante disso, o microbioma tem uma responsabilidade absolutamente relevante na manutenção da saúde de qualquer pessoa, auxiliando-a a prevenir doenças. São micro-organismos presentes em diversos tecidos, que contribuem para manter o funcionamento do corpo regularizado.

Nesse contexto, manter o microbioma rico e diversificado favorece a saúde e leva a benefícios essenciais para o bem-estar, além de contribuir com uma vida mais saudável, evitar problemas intestinais, melhorar a atuação e resistência contra diversas complicações. A saúde intestinal é imprescindível e tem influências em todo o organismo, sendo determinante para a manutenção de uma vida saudável. Afinal, o intestino desempenha funções vitais relevantes e, por isso, é visto como o segundo cérebro do corpo humano.

Trata-se de um órgão responsável pela absorção de grande parte da água e dos nutrientes ingeridos na alimentação. Inclusive, é no intestino que está presente a maioria das células produtoras de anticorpos, que compõem a defesa do organismo contra agentes infecciosos. Diante desse fato, o microbioma é responsável por regular e auxiliar no funcionamento do sistema gastrointestinal. Em outras palavras, auxiliam na absorção nutritiva, velocidade metabólica e em outros aspectos que mantêm a saúde intestinal resistente e evitam disfunções.

Portanto, a relação entre a saúde intestinal e o microbioma é intensa e colabora para preservar a regularidade nas atividades vitais, o que eleva a qualidade de vida, humor, disposição e reduz os riscos do desenvolvimento de problemas e doenças sérias.

O NERVO VAGO E O MICROBIOMA

O nervo vago, também chamado de nervo pneumogástrico, é o canal de comunicação entre o intestino e o cérebro. Sendo assim, consiste em um nervo com ramificações que se estendem do tronco cerebral e vão até o abdômen. As funções do nervo vago são essenciais para o funcionamento do corpo e ele auxilia na coordenação dos movimentos do esôfago e do intestino. Desse modo, tem relação direta com os processos do sistema gastrointestinal, que também envolvem o microbioma.

Como se trata de um nervo que atua na comunicação do cérebro com o intestino, em muitos casos os problemas intestinais podem ter como consequência sintomas como ansiedade, estresse e outros distúrbios que desencadeiam o desequilíbrio no microbioma. Nesse contexto, a saúde intestinal e a diversidade no microbioma são aspectos essenciais, inclusive para reduzir os efeitos das questões que afetam a mente e refletem no corpo físico, ou seja, provocam transtornos que comprometem toda a saúde e bem-estar.

Como salientamos anteriormente, o microbioma é essencial e contribui de forma considerável para a promoção da saúde do intestino. São micro-organismos aliados do metabolismo e favorecem diversas atividades vitais, inclusive no fortalecimento do sistema imunológico. Sendo assim, ter um microbioma diversificado, ou seja, composto por diferentes tipos de micro-organismos benéficos, é crucial para a manutenção da saúde. À medida que crescem e se diversificam, ajudam o organismo de diversas formas, inclusive na absorção de nutrientes e na imunidade.

Por este motivo, ter atenção e investir em hábitos para beneficiar o microbioma saudável é importante para promover o equilíbrio e evitar problemas, por exemplo:

- Síndrome do intestino irritável.
- Doença inflamatória intestinal.
- Infecção no intestino.
- Constipação e outras condições.

Ter micro-organismos de vários tipos que sejam benéficos à saúde proporciona vantagens fundamentais em todos os sentidos, fator que explica a crescente preocupação e estudos sobre o microbioma, os quais auxiliam a estabelecer os melhores cuidados e hábitos para cuidar da saúde. Os alimentos consumidos afetam a variedade de bactérias no intestino. Isso significa que as escolhas alimentares são importantes para a saúde do trato intestinal.

Por isso, é indispensável saber como cuidar do microbioma e garantir o equilíbrio entre os micro-organismos saudáveis e os não saudáveis. O desequilíbrio pode levar ao sobrepeso e contribui para desencadear doenças e condições mais sérias. Nessa perspectiva, a principal forma para garantir um microbioma íntegro, diverso e saudável é por meio de uma alimentação nutritiva e natural. Alimentos puros e ricos em vitaminas, fibras, gorduras e antioxidantes são decisivos para fornecer tudo de que o organismo precisa para se fortalecer. Também é importante reduzir o consumo de alimentos processados, pois são de má qualidade nutritiva, ricos em açúcares, óleos vegetais e outras substâncias que comprometem o microbioma e oferecem riscos elevados de doenças cardiovasculares, obesidade, hipertensão e diabetes.

Para favorecer a saúde e a diversidade benéfica do microbioma, as melhores alternativas são os alimentos e produtos naturais, nutricionalmente superiores, por virem de um solo majoritariamente rico e preservado, que vão melhorar todo o seu organismo, auxiliando na melhoria da imunidade, desempenho e prevenção de doenças. Ao inserir estes alimentos na dieta, você terá a oportunidade de alcançar resultados que contribuem para a manutenção da saúde física e mental, sobretudo quando alinhada com outros hábitos, como a prática regular de atividades físicas. Você pode notar que o microbioma é um fator determinante para o funcionamento do metabolismo, prevenção de doenças e envelhecimento saudável. Assim, investir em hábitos para mantê-lo forte e rico é indispensável para viver bem e com disposição.

FUNÇÃO DO MICROBIOMA – AS BACTÉRIAS BOAS

Vários estudos científicos comprovam que estas bactérias são fundamentais para a manutenção da saúde de maneira geral. Mas é fantástico saber o que elas realmente podem fazer por você, pois, a partir deste conhecimento, você pode buscar várias opções de suplementação e ajustar aquilo de que realmente precisa. Conforme o livro *Amigos da mente,* do Dr. David Perlmutter, as funções são:

- Auxiliar a digestão e a absorção de nutrientes.
- Criar uma barreira contra invasores em potencial.
- Auxiliar na desintoxicação do corpo, agindo, assim, como um "segundo fígado".
- Auxiliar profundamente as respostas do sistema imunológico. Segundo o livro, o intestino é o principal órgão do sistema de defesa.
- Produzir e liberar substâncias e enzimas, assim como substâncias químicas para o cérebro, incluindo vitaminas e neurotransmissores como a serotonina (80%) e a dopamina (50%) (CRYAN e DINAN, 2017).
- Ajudar a lidar com o estresse por meio dos efeitos que a flora exerce sobre o sistema endócrino (hormonal).
- Ajudar na manutenção e no ajuste do sono.

- Ajudar no controle de processos inflamatórios que poderiam desenvolver as doenças crônicas.

Já é claro em diversos estudos que a flora intestinal influencia, positiva e negativamente, não apenas em doenças cerebrais e mentais, mas também em doenças como o câncer, asma, alergias alimentares, condições metabólicas como diabetes e obesidade e doenças autoimunes. Estes estudos comprovam que, nessas doenças, tratar o emocional é tão importante quanto tratar o físico, devemos, então, sempre pensar na estratégia de manutenção da flora intestinal e de proteção das bactérias boas, para um real equilíbrio físico e mental (CRYAN e DINAN, 2012).

SAÚDE DO CÉREBRO *VERSUS* INTESTINO

Ao manter a saúde intestinal íntegra, é possível, sim, ajudar no processo de regeneração cerebral, diminuindo processos inflamatórios, que podem agredir de diversas formas as funções neurológicas. Para obter esse equilíbrio, recomenda-se ajustar e diminuir ao máximo determinados alimentos com ingredientes como glúten, açúcar e com alto teor de gordura ruim, além de praticar atividades físicas e dedicar atenção à manutenção e à higiene do sono.

Segundo o Dr. David Perlmutter, no seu livro *Amigos da mente*, fatores como o uso de antibióticos e outros medicamentos, água clorada, certos alimentos e o estresse desempenham um papel direto na diversidade e equilíbrio das bactérias intestinais. Como consequência, aumentam o nível corporal de inflamação do corpo.

Estas alterações podem reduzir a produção de substâncias como a vitamina B12, essencial para a saúde do cérebro, podendo favorecer o desequilíbrio da saúde cerebral, levando a estrutura a uma maior possibilidade de sofrer com doenças e demências como Alzheimer; isto sem falar de problemas como a depressão e a ansiedade. Algumas pesquisas demonstram que de 10% a 15% das pessoas acima dos 60 anos estão com deficiência da vitamina B12, e que isto pode estar relacionado a alterações das bactérias intestinais (STROMSWOLD e HASKELL, 2008).

Então, é simples, né? É só tomar bastante vitamina B12 que tudo se resolve? A resposta é NÃO. Muito pelo contrário, não adianta suplementar se o intestino está inflamado, só vai "jogar fora" a vitamina, ela não será absorvida. Então, o primeiro passo é "desinflamar" o intestino e torná-lo um terreno fértil para aproveitar a vitamina B12. Esta vitamina está presente em peixes, aves, carnes e ovos. Alimentos ricos em fibras ajudam na manutenção das bactérias boas; o ômega-3 melhora a função cerebral, diminui os processos inflamatórios e ajuda a equilibrar as "gorduras ruins". O ômega-3 pode ser encontrado em azeite de oliva, peixes e linhaça, e, mediante o consumo desses nutrientes, é possível diminuir a inflamação e dar condições ao organismo para aproveitar melhor as demais vitaminas.

Em se tratando de saúde cerebral, devemos olhar com atenção o microbioma, pois ele ajuda a controlar os processos inflamatórios do corpo, uma vez que níveis sadios e variados de bactérias "do bem" limitam a produção de substâncias químicas inflamatórias que podem desencadear Alzheimer, câncer, diabetes e doenças cardíacas. Ajudam também a manter a permeabilidade intestinal, favorecendo assim a absorção de diversas substâncias e proteínas que fortalecem o sistema imunológico. Por último, o microbioma produz substâncias importantes para a saúde cerebral, como o BDNF, vitamina B12, neurotransmissores como o GABA e algumas substâncias anti-inflamatórias, protegendo, assim, o cérebro.

DEPRESSÃO E SAÚDE INTESTINAL

A depressão afeta um quarto das mulheres de meia-idade do mundo, sendo estas associadas a sinais clínicos como a angústia persistente, mal-estar, ansiedade, agitação interna, cansaço, baixa libido, diminuição na capacidade de reter memórias, irritabilidade, insônia, sensação de desesperança, indiferença, opressão e falta de rumo. Como já mencionado no capítulo 2, a depressão é a doença que mais incapacita trabalhadores no mundo inteiro. Estes dados deram força aos medicamentos antidepressivos, que não tratam a depressão, apenas tratam os sintomas. São medicamentos que ajudam muito, mas não curam a doença, deixando a pessoa "escrava" do medicamento por longos anos.

Já se sabe que a depressão é muito mais comum em pessoas que sofrem de problemas como a síndrome do intestino irritável, síndrome da fadiga crônica, fibromialgia, resistência à insulina e obesidade (NEDEL e SILVA, 2024). Mas o que isto quer dizer? Todas essas doenças são caracterizadas por associação a processos inflamatórios elevados e permeabilidade intestinal alterada.

Vários estudos têm demonstrado que a dieta pode ser responsável por um aumento da permeabilidade do intestino, assim como a perda da diversidade bacteriana, o que nos leva a conectar a depressão com as dietas que adotamos diariamente. Segundo o Dr. David Perlmutter, no seu livro *Amigos da mente* (2015), os cientistas têm demonstrado que uma dieta de estilo mediterrâneo, rica em gorduras e proteínas saudáveis, anti-inflamatórias, "desfrutam de taxas de depressão significativamente menores". Em compensação, a dieta rica em carboidratos e açúcares cria o ambiente propício para um "microbioma inflamatório".

Pessoas com depressão e ansiedade possuem, além de sintomas físicos parecidos, como náuseas, dores de cabeça e problemas gastrointestinais, por exemplo, uma flora intestinal bem parecida entre si. Ambas as condições apresentam o microbiota alterado, níveis elevados de inflamação intestinal, níveis elevados de inflamação sistêmica, níveis reduzidos de hormônio de crescimento cerebral BDNF (principalmente no hipocampo), níveis elevados de cortisol, reações exageradas ao estresse e aumento da permeabilidade intestinal.

Quando o equilíbrio das bactérias intestinais não vai bem, outros centros, como campos hormonais, autoimunes e neuronais também não irão bem. Os centros de processamento do cérebro, principalmente de controle das emoções, podem ser extremamente afetados. A depressão só passa a ser percebida quando se perde o controle dos sintomas físicos, mas, a partir disto, o tratamento deve contemplar todos os campos afetados. Alguns estudos já demonstram que alguns probióticos têm a capacidade de diminuir a resposta ao estresse e aliviar a ansiedade ao reequilibrar o microbioma intestinal.

OS INIMIGOS DO REINO

Desde sempre, o intestino comandou o nosso caminho. Todos já passamos por dores de cabeça, no pé, no joelho, na coluna... mas a dor de barriga derruba qualquer guerreiro. A cólica, a diarreia e a constipação tiram qualquer soldado de qualquer batalha. Brincadeiras à parte, o que quero dizer é que se o intestino vai bem, tudo vai bem, mas se intestino vai mal, tudo vai mal. É mau humor que não acaba mais, e por isso é superimportante classificarmos as principais substâncias que maltratam a flora intestinal e, com isto, causam sofrimento para o corpo todo.

1. ANTIBIÓTICOS

Os antibióticos são de fundamental importância em diversas doenças causadas por bactérias ruins que invadem nosso corpo, isto não podemos negar. Contudo, há de se entender que o medicamento não faz distinção entre as bactérias ruins das boas e acaba "atacando" qualquer uma delas que aparece na frente. Já reparou que certos antibióticos, depois de algumas horas fazendo efeito, causam diarreia? Então, eles provocam um desequilíbrio da microbiota intestinal.

Vale ressaltar que os antibióticos salvam vidas e ajudam o corpo a superar graves infecções. Mas, se tomados erroneamente, podem destruir a flora intestinal. Para lembrar: a flora intestinal boa ajuda a equilibrar o sistema imunológico. Portanto, se os antibióticos atacarem a sua flora em hora errada, a sua imunidade irá cair; é o que o pessoal tem chamado de resistência ao medicamento, e eu chamo de falta de microbiota boa para equilibrar a imunidade, e isso deixa o organismo cada vez mais suscetível.

A Organização Mundial da Saúde (OMS) já afirmou: "Sem uma ação urgente, caminharemos para uma era pós-antibióticos, em que infecções comuns e ferimentos menores poderão novamente matar"[1] e completou afirmando também que a resistência aos antibióticos é um dos maiores desafios de saúde do século XXI.

2. ANTI-INFLAMATÓRIOS NÃO ESTEROIDAIS (AINES)

Segundo o Dr. David Perlmutter, no seu livro *Amigos da mente* (2015), estão surgindo estudos que confirmam que "estes medicamentos podem aumentar o risco de danos ao revestimento intestinal, principalmente na presença do glúten". A conclusão destes estudos foi que a sensibilidade dos efeitos "nocivos" do glúten aumentou, causando, assim, danos maiores ao corpo.

1 TOKARNIA, M. Uso inadequado de antibióticos aumenta resistência de bactérias. *Agência Brasil*, 19 nov. 2019. Disponível em: https://agenciabrasil.ebc.com.br/saude/noticia/2019-11/uso-inadequado-de-antibioticos-aumenta-resistencia-de-bacterias. Acesso em: 9 dez. 2024.

Nesta relação entre AINEs, glúten e danos ao revestimento intestinal, é importante observar que a resposta imune ao glúten e à saúde intestinal são fenômenos complexos, influenciados por vários fatores (PERLMUTTER e LOBERG, 2015). Embora estudos preliminares sugiram uma associação entre o uso de AINEs e danos ao revestimento intestinal, mais pesquisas são necessárias para estabelecer uma relação causal definitiva.

Lembro também que cada pessoa pode reagir de maneira diferente aos medicamentos, e é essencial consultar um profissional de saúde qualificado para obter orientações personalizadas com base em seu histórico médico e necessidades individuais. Em geral, é importante equilibrar o uso adequado de medicamentos, incluindo AINEs, com uma alimentação saudável e equilibrada, além de estilo de vida ativo, a fim de garantir uma boa saúde geral.

3 – SUBSTÂNCIAS QUÍMICAS NO AMBIENTE

Se pensarmos um pouquinho a respeito disso, chegamos a uma conclusão de que tudo que se usa para "limpar o meio e os alimentos", ao entrar em nosso intestino, também poderá causar o mesmo efeito.

Podemos pensar sobre filtros de água que tratam a água alcalina; em outros casos, a água alcalina é ozonizada para lavarmos frutas, legumes e cozinhar alimentos. Os produtos orgânicos estão ganhando cada vez mais força na indústria, seja nos cosméticos, nos produtos de higiene pessoal ou limpeza geral. Filtros até para chuveiro estão no mercado para que tenhamos o mínimo de contato possível com essas substâncias químicas cheias de metais pesados que sobrecarregam o corpo como um todo, principalmente no que tange à flora intestinal. Há ainda muitos outros "perigos", como pílulas anticoncepcionais, produtos transgênicos, álcool e tantos outros produtos que somente a imaginação pode alcançar.

OS AMIGOS DO REINO

Como falei dos inimigos principais do reino, está na hora de falar um pouco dos amigos do reino, da sua flora intestinal, alimentos que ajudam a repor e estimulam a reprodução e a proliferação de bactérias boas. Mas lembre-se: estas são apenas dicas de alimentos que podem ajudar. Todavia, se você realmente se encaixou em tudo que falamos até agora, é fundamental procurar um médico e um nutricionista para receber tratamento personalizado e que se encaixe com suas necessidades. O fisioterapeuta integrativo também pode ajudar com aparelhos, protocolos únicos e técnicas manuais que fortaleçam, reequilibrem e auxiliem na desintoxicação do corpo.

A seguir deixo seis dicas, segundo o que o Dr. David Perlmutter escreveu em seu livro *Amigos da mente* (2015), para auxiliar você na escolha de seus alimentos.

1. ESCOLHA ALIMENTOS RICOS EM PROBIÓTICOS

Fermentados como iogurte, frutas e vegetais com salmoura, kefir, chá de kombucha, tempeh (substituto da carne), kimchi, chucrute, picles, frutas e vegetais em conserva (não pasteurizados e na salmoura, em vez de no vinagre), além de condimentos em cultura (maionese, mostarda, raiz-forte, molhos fortes, salsa, guacamole).

2. CORTE CARBOIDRATOS E ADOTE GORDURAS DE QUALIDADE

Vegetais como alface, vermelhas folhosas, couve, espinafre, brócolis, acelga, repolho, cebola, couve-flor, couve-de-bruxelas, rabanete, agrião, aspargos, alho, alho-poró, gengibre, salsinha. Gorduras saudáveis como azeite de oliva extravirgem, óleo de gergelim e de coco, banha de porco, abacate, coco, azeitonas, nozes, manteiga, queijo (exceto os azuis) e sementes (linhaça, girassol, abóbora, chia etc.). Frutas e legumes como o abacate, pimentão, pepino, tomate, abobrinha, abóbora, berinjela, limão e lima. Além de carnes, peixes e ovos fermentados (procure receitas na internet, existem várias). Proteínas como ovos, peixes, mariscos e moluscos, carne (vaca, carneiro, fígado, peru, frango, pato, avestruz e carnes de caça (desde que legalizada, tá?). Se possível, diga adeus ao ketchup, diminuir ao máximo glúten, trigo, soja e açúcar.

3. CONSUMA VINHO, CHÁ, CAFÉ E CHOCOLATE (DE VERDADE)

Estes alimentos possuem flavonoides, polifenóis superpoderosos que auxiliam como antioxidantes do corpo. Existem vários estudos sérios que corroboram para esta perspectiva e apoiam o consumo moderado destas substâncias, principalmente o vinho (uma taça para mulheres e duas para homens ao dia) (SERAFINI; TESTA e WISMER, 2017). Para estes produtos, as bactérias intestinais produzem diversas substâncias para metabolizar e, com isto, nos deixam mais saudáveis.

4. BUSQUE ALIMENTOS RICOS EM PREBIÓTICOS

Alimentos como raiz de chicória e tupinambo cru, alcachofra, alho, cebola, inhame, cebola crua e cozida. Estas substâncias ajudam a reduzir inflamação e melhoram a absorção de magnésio, ferro e cálcio.

5. BEBA ÁGUA FILTRADA

Qualquer que seja o seu filtro, mantenha-o sempre limpo e respeite instruções do fabricante, para garantir a água de melhor qualidade possível. Evite guardar água em garrafas "pet", opte pelo orgânico como garrafas de vidro ou de barro.

6. FAÇA JEJUM A CADA ESTAÇÃO DO ANO

Seguindo o protocolo criado pelo Dr. David Perlmutter em seu livro *Amigos da mente* (2015), seria de seguinte forma: "Nada de comida, mas bastante água por 24h. Se estiver tomando medicamento, continue, não deixe de tomá-lo em hipótese alguma; se for diabético, consulte antes o seu médico. Se estiver grávida, consulte também o seu médico. Recomenda-se quatro jejuns por ano".

Lembre-se que o microbioma é dinâmico. Ele muda sempre, adaptando-se ao ambiente em que estamos inseridos. Tudo o que ingerimos e o que pensamos influencia o que somos, a biologia e a longevidade podem ser moldadas a cada dia de forma diferente. Sendo assim, nutra-se muito bem com alimentos, pensamentos, companhias e momentos para que atinja o melhor equilíbrio. Melhore hábitos, seja mais carinhoso consigo mesmo, perdoe a si mesmo e aos outros. Sorria e vença...

CAPÍTULO 7

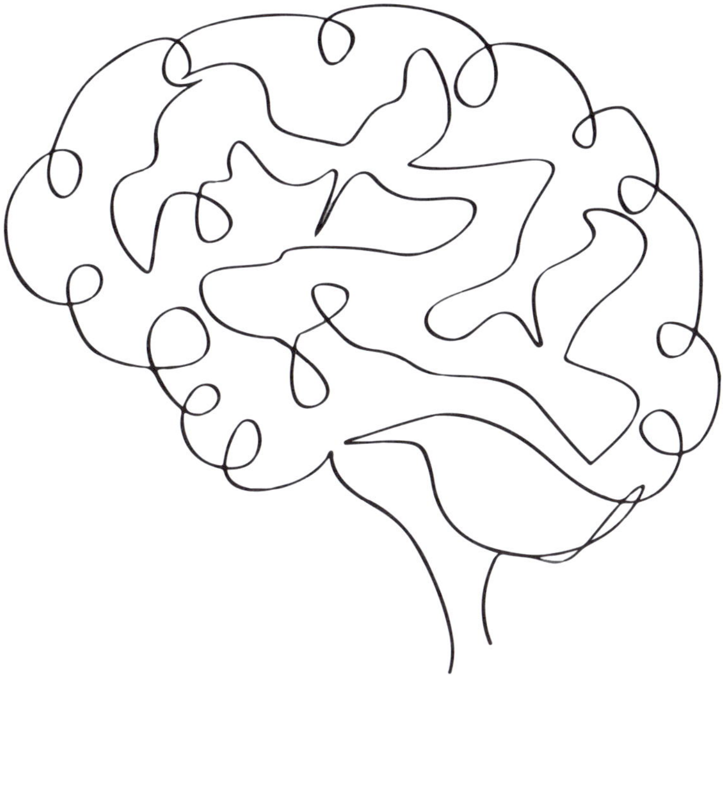

Capítulo 7

O corpo vem te avisando e você não está dando ouvidos

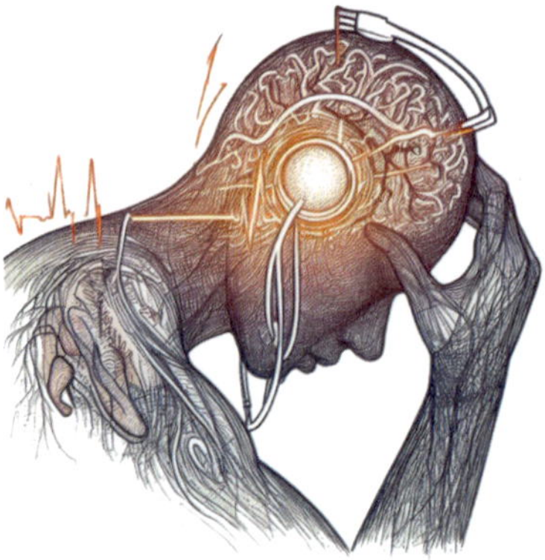

Fig. 19 – O corpo te avisa por meio dos sintomas.

No entanto, é importante ter em mente que os sintomas não são sempre específicos e podem variar. Além disso, alguns problemas podem ser "assintomáticos" ou apresentar sintomas sutis, o que aumenta a importância de realizar exames regulares e seguir as recomendações do profissional de saúde. Embora seja valioso prestar atenção aos sintomas, é igualmente importante evitar o autodiagnóstico e a automedicação, pois essas práticas podem levar a interpretações incorretas dos sintomas e ao uso inadequado de medicamentos. Sempre consulte um médico para obter uma avaliação adequada e um plano de tratamento personalizado com base em sua situação específica.

Prestar atenção aos sintomas do corpo é fundamental para identificar possíveis problemas de saúde (Fig. 19). Cada pessoa é única e pode apresentar sintomas diferentes em resposta a determinados estímulos ou condições. Portanto, é importante estar atento aos sinais que o corpo envia. Ao reconhecer e monitorar os sintomas, é possível buscar ajuda profissional quando necessário, obter um diagnóstico e receber o tratamento adequado. Além disso, a comunicação efetiva dos sintomas ao profissional de saúde pode auxiliar no processo e na escolha do tratamento mais apropriado.

Outra verdade é que os sintomas podem variar em intensidade e se manifestar de forma mais evidente à medida que o tempo passa. Certos problemas de saúde podem apresentar sintomas iniciais sutis ou leves, que podem se intensificar ou se multiplicar ao longo do tempo. Isso pode ocorrer em diferentes condições, em que o corpo tenta compensar ou lidar com a situação, mas à medida que o problema subjacente progride ou se agrava, os sintomas podem se tornar mais variados.

É importante estar atento a quaisquer mudanças nos sintomas e comunicar essas alterações ao profissional de saúde. Manter um registro dos sintomas, incluindo sua frequência, intensidade e duração, pode ser útil durante as consultas, ajudando no diagnóstico e no acompanhamento do progresso do tratamento.

No entanto, é importante ressaltar que nem todos os sintomas são indicativos de problemas de saúde graves ou emergências. Determinados sintomas podem ser causados por condições temporárias ou benignas. A interpretação correta dos sintomas requer a avaliação por um profissional qualificado, que pode realizar análises adicionais, se necessário, para determinar a causa subjacente.

Portanto, se você notar a intensificação dos sintomas ou sua multiplicação ao longo do tempo, é recomendável buscar orientação profissional para uma avaliação adequada e um plano de tratamento apropriado.

MAS O QUE SÃO OS SINTOMAS?

Os sintomas são manifestações percebidas ou relatadas que indicam a presença de uma condição de saúde alterada. Podem variar amplamente em termos de natureza, intensidade e duração, e podem afetar diferentes partes do corpo ou aspectos da função física, mental ou emocional. Os sintomas são uma forma pela qual o corpo ou a mente pode comunicar que algo não está funcionando corretamente. **"O sintoma é tudo aquilo que você sente!".** Seja bom ou ruim, se você sente, é sintoma.

Existem diversos tipos de sintomas, que podem incluir dor, desconforto, alterações na aparência física, alterações nos padrões de sono, alterações no apetite, fadiga, tontura, náuseas, coceira, entre outros. Alguns sintomas podem ser facilmente reconhecidos, como uma dor aguda ou uma erupção cutânea visível, enquanto outros podem ser mais sutis e requererem uma avaliação mais detalhada para serem identificados.

Os sintomas podem ser classificados em duas categorias principais: subjetivos e objetivos. Os sintomas subjetivos são aqueles relatados pela própria pessoa, como dor de cabeça, tristeza ou ansiedade. Eles não podem ser medidos ou observados diretamente por outra pessoa. Já os sintomas objetivos são observáveis ou mensuráveis por meio de exames clínicos ou testes, como febre, pressão arterial elevada ou inchaço nas articulações.

É importante notar que os sintomas são apenas indicações de uma possível condição e não fornecem diagnóstico definitivo. Vários distúrbios de saúde podem compartilhar sintomas semelhantes, tornando necessário realizar exames adicionais para determinar a causa específica. Além disso, os sintomas podem variar de pessoa para pessoa, mesmo com a mesma condição, e a experiência de um sintoma pode ser influenciada por fatores individuais, como idade, sexo, histórico médico e resposta emocional.

Os sintomas podem ser agudos, surgindo repentinamente e durando um curto período, como em uma infecção respiratória comum, ou crônicos, persistindo por longos períodos, como em doenças crônicas como diabetes ou artrite reumatoide. Também podem ser intermitentes, aparecendo e desaparecendo em episódios, como em enxaquecas ou doenças autoimunes.

É importante reconhecer os sintomas e buscar atendimento adequado quando necessário. Ignorar os sintomas ou atribuí-los a causas errôneas pode levar a um atraso no tratamento, o que pode afetar negativamente a saúde e o bem-estar. Os sintomas são pistas valiosas que ajudam os profissionais de saúde a identificar problemas e fornecer o tratamento apropriado.

Em resumo, os sintomas são manifestações perceptíveis que indicam a presença de uma condição de saúde alterada. Podem variar em termos de natureza, intensidade e duração, e são capazes de afetar diferentes partes do corpo ou aspectos das funções física, mental ou emocional. Reconhecer e relatar os sintomas é fundamental para receber um diagnóstico preciso e buscar o tratamento necessário para promover a saúde e o bem-estar. Não se esqueça: **SE SENTIU, É SINTOMA! SE INCOMODOU, TRATE...**

O QUE A DOENÇA QUER ME DIZER?

A Medicina Germânica, também conhecida como Nova Medicina Germânica (GNM), possui uma abordagem proposta pelo médico alemão Dr. Ryke Geerd Hamer. Segundo essa vertente, as doenças são entendidas como respostas biológicas a eventos traumáticos vivenciados pelo indivíduo. De acordo com essa teoria, cada doença teria uma origem psicossomática específica relacionada a um conflito emocional vivido pelo paciente. A GNM afirma que o conflito emocional desencadeia uma resposta no cérebro, que por sua vez afeta diretamente o órgão correspondente. Assim, os sintomas e as alterações orgânicas seriam uma manifestação direta dessa resposta cerebral.

Segundo a GNM do Dr. Hamer, as doenças seriam divididas em cinco leis biológicas básicas que descrevem os estágios pelos quais o organismo passa durante o processo de cura. Estas leis são:

1. **Lei do ferro:** descreve a resposta biológica inicial a um conflito emocional vivido pelo indivíduo. O conflito desencadeador é chamado de DHS (Dirk Hamer Syndrome). Nessa fase, ocorrem mudanças no cérebro e nos tecidos relacionados ao conflito.
2. **Lei das duas fases:** descreve a progressão da doença em duas fases distintas. A primeira é uma fase ativa, caracterizada por sintomas

relacionados ao conflito vivido. A segunda é uma fase de cura, em que ocorrem a resolução do conflito e a restauração do equilíbrio.

3. **Lei do sistema ontogenético dos micro-organismos:** afirma que os micro-organismos, como bactérias e vírus, desempenham um papel ativo na fase de cura das doenças. Segundo a GNM, eles auxiliam na regeneração e no processo de cura do tecido afetado.
4. **Lei do quinto nível:** propõe que o corpo humano passe por uma hierarquia de respostas biológicas durante o processo de cura. Isso significa que, em certos casos, a doença pode evoluir para um nível mais profundo do corpo se o conflito não for resolvido.
5. **Lei do sistema cérebro-corpo-órgão:** enfatiza a conexão entre o cérebro, o corpo e os órgãos, afirmando que os eventos emocionais têm um impacto direto nos processos biológicos do organismo.

De acordo com essa abordagem, a doença seria um mecanismo de adaptação e cura do corpo, uma tentativa de restabelecer o equilíbrio interno. Seria uma forma de comunicação do organismo, uma mensagem que indica a necessidade de lidar com determinadas situações emocionais ou psicológicas.

A interpretação das doenças conforme as leis biológicas varia de acordo com o tipo de conflito vivenciado. Cada doença seria associada a um conflito específico, e os sintomas seriam a expressão física desse conflito.

Por exemplo, segundo a GNM, o câncer de mama poderia estar relacionado a conflitos de separação, perda ou rejeição. A asma seria associada a conflitos de medo e sufocamento emocional. Enxaquecas poderiam estar ligadas a conflitos de resistência ou controle.

Essa abordagem busca identificar o conflito emocional subjacente à doença e, assim, compreender sua mensagem. Acredita-se que ao lidar e resolver o conflito emocional, o corpo teria a oportunidade de se curar.

É importante ter cuidado ao interpretar essas abordagens integrativas e buscar orientação profissional adequada ao lidar com problemas de saúde. O diálogo com profissionais de saúde qualificados e a busca por tratamentos comprovados cientificamente são fundamentais para o cuidado e bem-estar do indivíduo.

O QUE A MENTE GUARDA, O CORPO IMPRIME

A frase "o que a mente guarda, o corpo imprime" sugere a conexão entre os aspectos mentais, emocionais e físicos do ser humano. Ela expressa a ideia de que pensamentos, emoções e experiências podem ter impacto direto na saúde e no bem-estar físico.

Acredita-se que as emoções e os estados mentais influenciadas a resposta do corpo a estímulos externos e internos. Por exemplo, o estresse crônico, a ansiedade e a depressão têm sido associados a uma série de problemas de saúde, incluindo doenças cardiovasculares, distúrbios digestivos, dores crônicas e enfraquecimento do sistema imunológico.

Quando enfrentamos situações estressantes, a resposta de "luta ou fuga" é ativada, o que desencadeia uma série de reações físicas no corpo, como aumento da frequência cardíaca, liberação de hormônios do estresse e tensão muscular. Se esses estados emocionais e mentais persistirem por longos períodos, podem levar a um desequilíbrio no organismo e contribuir para o desenvolvimento de doenças.

Além disso, a mente também desempenha um papel importante na percepção da dor. Nossas crenças, expectativas e emoções podem afetar a intensidade e a forma como experimentamos a dor. Por exemplo, o estresse emocional pode aumentar a sensibilidade à dor, enquanto emoções positivas e relaxamento podem ter efeitos analgésicos. Da mesma forma, a mente também pode influenciar a recuperação e o processo de cura. Atitudes positivas, esperança e otimismo têm sido associados a melhores resultados em tratamentos médicos e recuperação mais rápida de doenças.

É importante ressaltar que a relação entre mente e corpo é complexa e multifacetada, e ainda há muito a ser compreendido sobre essa interação. Embora seja evidente que os estados mentais e emocionais possam afetar a saúde física, também é importante reconhecer que as doenças têm causas multifatoriais, envolvendo aspectos biológicos, ambientais e genéticos.

Para uma abordagem completa e holística da saúde, é fundamental cuidar tanto do bem-estar mental quanto do físico. Isso pode incluir a prática de técnicas de gerenciamento do estresse, como meditação, exercícios físicos regulares, buscar apoio emocional quando necessário e adotar hábitos saudáveis de vida, como alimentação equilibrada e sono adequado. A busca por orientação de profissionais como terapeutas, psicólogos, fisioterapeutas e médicos também pode ser útil para auxiliar nessa jornada de cuidado integrativo.

ESCUTE OS SEUS SINTOMAS

É verdade que prestar atenção aos sintomas e ouvir o que o corpo está tentando comunicar é fundamental para a saúde e o bem-estar. Os sintomas são sinais do corpo de que algo está desequilibrado ou precisa de atenção.

Quando ignoramos os sintomas ou apenas buscamos aliviar temporariamente o desconforto, sem abordar a causa subjacente, existe o risco de que a situação piore. Os sintomas são como um mecanismo de alerta do corpo, indicando que algo precisa ser resolvido. Ao escutar o que o corpo comunica por meio dos sintomas, identificamos as possíveis causas do desequilíbrio ou da doença. Isso nos permite adotar uma abordagem mais holística, buscando as causas-raiz e tratando-as, em vez de simplesmente tratar os sintomas de forma isolada.

Quando nos permitimos ouvir e compreender os sinais do corpo, tornamo-nos aptos a tomar medidas que envolvem mudanças no estilo de vida, como ajustes na alimentação, no sono, no gerenciamento do estresse ou na prática de atividades físicas. Também pode envolver a busca de orientação adequada para identificar e tratar possíveis condições subjacentes.

Ao abordar as causas subjacentes e tratar o corpo de forma holística, permitimos que o processo de cura ocorra naturalmente. Tratar os sintomas é importante para aliviar o desconforto imediato, mas abordar as causas é o que leva à cura verdadeira e duradoura.

No entanto, é importante lembrar que nem todos os sintomas são necessariamente indicativos de doença grave. Alguns podem ser temporários e desaparecer por conta própria. Por outro lado, outros sintomas podem ser sinal de uma condição que requer atenção médica imediata. Escutar o corpo e os sintomas requer autoconhecimento e uma conexão consciente com o próprio corpo. Isso envolve estar presente, prestar atenção aos sinais sutis e buscar equilíbrio entre a intuição e o conhecimento profissional.

Em suma, ao ouvir os sintomas e as comunicações do corpo, podemos ser proativos e tomar medidas que abordem as causas subjacentes e permitam que a cura ocorra naturalmente. É importante buscar orientação médica adequada quando necessário e adotar uma abordagem integrativa para cuidar do corpo e da mente como um todo. A cura é, de fato, uma consequência de prestar atenção e responder aos sinais que o corpo nos envia.

Ao escutar os sintomas, a cura pode ser uma consequência. É importante reconhecer que os sintomas são uma manifestação do corpo, e muitas vezes são indicadores de um desequilíbrio ou problema. Escutar os sintomas é fundamental para entender o que o corpo está tentando comunicar.

Lembre-se de que dores de cabeça persistentes podem indicar tensão, estresse, desidratação ou até mesmo problemas de visão. Ao escutar o corpo e prestar atenção aos sintomas, podemos começar a investigar as possíveis causas e tomar medidas para abordá-las.

Os profissionais de saúde integrativa são treinados para interpretar os sintomas de forma abrangente, considerando diversos fatores, como histórico médico, exames clínicos, enfrentamento social e psicológico, fatores socioambientais, sobrecargas emocionais e físicas e outros sintomas associados.

É importante adotar uma abordagem equilibrada, reconhecendo a importância de ouvir os sintomas, mas também valorizando o conhecimento médico e científico. A combinação entre escutar os sintomas e buscar a orientação adequada pode levar a melhores resultados em termos de saúde e bem-estar.

Em resumo: ao escutar os sintomas, obtemos informações valiosas sobre o estado do nosso corpo, a partir das quais conseguimos procurar tratamento adequado. No entanto, é necessário também buscar orientação profissional para uma avaliação abrangente e um plano de tratamento adequado. A cura pode ser consequência quando abordamos as causas subjacentes dos sintomas de forma eficaz.

A CURA ESTÁ NA CAUSA E NÃO NO SINTOMA

A afirmação "a cura está na causa e não no sintoma" refere-se à abordagem de tratar a raiz do problema em vez de simplesmente aliviar os sintomas. É uma ideia amplamente adotada em várias formas de medicina integrativa e holística. Em muitos casos, os sintomas são apenas manifestações superficiais de um desequilíbrio subjacente no corpo ou na mente.

Tratar apenas os sintomas pode proporcionar alívio temporário, mas não aborda a raiz do problema. Ao ignorar a causa subjacente, os sintomas podem persistir, retornar ou mesmo se agravar ao longo do tempo.

Para encontrar a cura verdadeira, é importante investigar e entender as causas subjacentes dos sintomas. Isso pode envolver uma análise aprofundada dos diferentes aspectos da saúde, incluindo físico, emocional, mental e espiritual. A abordagem busca identificar os fatores que contribuem para o desequilíbrio e trabalhar para corrigi-los.

Essa abordagem holística reconhece que os sintomas são indicadores de um desequilíbrio mais amplo e que a saúde é um estado de harmonia e equilíbrio em todos os níveis. Ao abordar as causas subjacentes, é possível promover a cura e restaurar a saúde de forma mais profunda e duradoura.

No entanto, é importante mencionar que nem todas as doenças têm causa única e clara, e em alguns casos pode ser necessário tratar os sintomas para proporcionar alívio imediato e melhorar a qualidade de vida do paciente. Além disso, a abordagem de tratamento da causa-raiz pode variar dependendo da doença e da abordagem médica adotada.

É essencial buscar orientação médica adequada ao lidar com qualquer problema de saúde e trabalhar em conjunto com profissionais de saúde qualificados para determinar a melhor abordagem de tratamento em cada caso específico. Uma abordagem integrativa, que combina o melhor da medicina convencional e das terapias complementares, pode ser benéfica para tratar tanto os sintomas quanto as causas subjacentes de uma condição de saúde.

SE A MENTE CRIA A DOENÇA, A MENTE PODE CURAR TAMBÉM

Acredita-se que a mente desempenhe um papel significativo na saúde e na cura. A abordagem mente-corpo reconhece a interconexão entre o estado mental, emocional e físico, e sugere que o poder da mente pode influenciar positivamente a saúde e a capacidade de cura do corpo.

Existem várias práticas e técnicas que visam usar a mente como ferramenta de cura. Alguns exemplos incluem:

1. **Visualização e imaginação:** utilizar a mente para visualizar imagens positivas e saudáveis pode estimular respostas positivas no corpo.

Acredita-se que visualizar-se saudável e curado possa ajudar a fortalecer o sistema imunológico e promover a cura.

2. **Meditação e relaxamento:** práticas como meditação, mindfulness e técnicas de relaxamento ajudam a acalmar a mente, reduzir o estresse e promover a cura. A meditação, em particular, tem sido associada a benefícios para a saúde, incluindo redução da pressão arterial, alívio da dor e melhora do bem-estar emocional.
3. **Crenças e atitudes positivas:** acredita-se que ter uma mentalidade positiva e acreditar na própria capacidade de cura possa desempenhar um papel importante na recuperação e na saúde em geral. Ter uma atitude otimista e confiante pode fortalecer o sistema imunológico e promover uma resposta de cura mais eficaz.
4. **Terapias mente-corpo:** diversas abordagens terapêuticas, como a hipnoterapia, a microfisioterapia e a terapia manual no SNA enfocam a conexão entre a mente e o corpo, a fim de promover a cura. Esses tratamentos e terapias visam identificar e abordar questões emocionais, traumas e crenças limitantes que possam afetar a saúde física.

É importante ressaltar que a capacidade da mente de curar não exclui a importância da medicina convencional e dos tratamentos adequados. A abordagem mente-corpo é frequentemente utilizada em conjunto com tratamentos médicos para otimizar a saúde e a cura.

No entanto, é essencial ter em mente que nem todas as doenças podem ser curadas apenas pela mente. Algumas condições requerem tratamentos médicos específicos, intervenções cirúrgicas e medicamentos. É importante buscar orientação médica adequada para determinar o melhor plano de tratamento para cada caso específico.

RELAÇÃO MENTE *VERSUS* CORPO

A mente e o corpo são indivisíveis, portanto, quando um sofre, o outro sente; quando um sai da linha, o outro descompensa; se um desequilibra, o outro cai. Não importa a ordem, o corpo e a mente sempre estarão juntos, como um time; se uma das partes não está "jogando" direito ou está jogando "cansada", o resultado não será dos melhores. Para mim, nunca fez sentido tratar só um aspecto do corpo, e, hoje, não tem sentido mesmo. Até uma "simples" palavra ofensiva traz um péssimo resultado ao corpo. Às vezes, uma simples unha encravada pode representar um pedido de ajuda do corpo ou da mente. Temos que pensar melhor, de forma mais humanizada. Será que uma simples unha encravada causa o mesmo efeito psicológico no homem e na mulher? E na mulher adulta e na menina adolescente?

Lembre que o que te ofende, para outra pessoa pode soar normal; o que para você soa normal, para outro alguém pode soar ofensivo. Treinar a empatia é respeitar de verdade o ser humano, independentemente de quem seja. Hoje já entendo e respeito melhor as opiniões diferentes da minha; isso não significa que eu concorde, apenas respeito, e uso a seguinte resposta: "Entendo e respeito a sua opinião, embora eu não concorde com ela. Podemos fazer do seu jeito, e, se não der certo, podemos tentar do meu?".

Mas por que eu coloquei esse assunto neste tópico? Quando eu não aceito e fico debatendo, não vou mudar a opinião dos outros (isso ocorre raramente em discussões), gerando desgaste, chateação, mágoa, tensão e estresse (podendo até descontar em outras pessoas). O corpo vai liberar hormônios que trazem malefícios, o intestino vai reagir, o fígado vai se sobrecarregar, os rins trabalharão mais etc. Em outras palavras, uma simples reação mental poderá causar vários desconfortos e danos em várias partes do corpo.

E não sou eu quem falo, não. As palavras têm um impacto significativo no nosso corpo e bem-estar emocional. Estudos científicos demonstram que a linguagem que usamos e a forma como nos comunicamos podem influenciar diretamente a saúde mental e física.

Um estudo publicado no *Journal of Psychosomatic Research* descobriu que pessoas que costumam usar palavras negativas têm maior probabilidade de experimentar sintomas físicos, como dores de cabeça, problemas gastrointestinais e tensão muscular. Da mesma forma, indivíduos que usam linguagem positiva tendem a apresentar melhor saúde física e emocional.

Outra pesquisa, realizada por cientistas da Universidade de Wisconsin-Madison e publicada na *Proceedings of the National Academy of Sciences*, revelou que palavras positivas e encorajadoras têm o poder de diminuir a atividade da amígdala, uma região do cérebro associada ao processamento do medo e estresse. Isso sugere que palavras positivas podem ter um efeito calmante no corpo.

Além disso, estudos sobre psicologia e linguagem indicam que expressar gratidão através das palavras está ligado a benefícios para a saúde, como melhor sono, menor pressão arterial e aumento da imunidade. A pesquisa publicada no *Journal of Research in Personality* mostrou que pessoas que expressam gratidão regularmente têm uma visão mais positiva da vida e relatam menos sintomas de doenças físicas e psicológicas.

Esses estudos demonstram a relação direta entre as palavras que usamos (e recebemos) e o impacto que elas têm no corpo e na mente. Portanto, escolher cuidadosamente as palavras e adotar uma linguagem positiva pode contribuir para uma melhor saúde geral.

RELAÇÃO CORPO *VERSUS* MENTE

O cuidado com o corpo desempenha um papel crucial na saúde mental. Várias pesquisas científicas têm explorado a relação entre a negligência do corpo e os efeitos adversos na mente. Neste texto, discutirei em detalhes como o fato de não cuidar do corpo pode afetar a saúde mental, citando diversos artigos científicos relevantes.

A falta de atividade física regular tem sido associada a maior risco de desenvolvimento de sintomas de depressão e ansiedade. Um estudo publicado no *Journal of Health Psychology* investigou essa relação e descobriu que a inatividade física está correlacionada com níveis mais elevados de depressão e ansiedade em adultos. A falta de exercício pode levar à diminuição da produção de endorfinas, substâncias químicas responsáveis pela sensação de bem-estar, além de contribuir para o aumento dos níveis de estresse.

A alimentação inadequada também pode ter um impacto negativo na saúde mental. Uma pesquisa realizada pela Universidade de Basileia, na Suíça, e publicada no *Journal of Affective Disorders*, encontrou ligação entre uma dieta pouco saudável e o aumento do risco de desenvolver sintomas de depressão em adolescentes. Uma alimentação caracterizada pelo consumo excessivo de alimentos processados, açúcar e gorduras saturadas pode afetar negativamente a função cerebral e a produção de neurotransmissores relacionados ao humor, como a serotonina.

A privação de sono adequado é outra forma de negligência do corpo que pode afetar negativamente a saúde mental. Vários estudos têm demonstrado uma associação entre a falta de sono e o aumento dos sintomas de depressão, ansiedade e estresse. A privação do sono interfere nos processos de regulação emocional, levando a um maior desequilíbrio emocional e dificuldades cognitivas. Uma pesquisa publicada na revista *Sleep Medicine Reviews* concluiu que a falta de sono adequado está associada a um maior risco de desenvolvimento de transtornos mentais.

Além disso, o abuso de substâncias como álcool e drogas também tem um impacto significativo na saúde mental. Estudos têm mostrado uma relação entre o consumo excessivo de álcool e o aumento dos sintomas de depressão e ansiedade. O abuso de drogas, por sua vez, pode levar a alterações químicas no cérebro que afetam o humor, a cognição e a estabilidade emocional.

A falta de autocuidado e a falta de atenção às necessidades do corpo podem levar a um estado de desequilíbrio físico e mental. A negligência contínua do corpo pode resultar em um ciclo vicioso, no qual a saúde mental comprometida leva a comportamentos autodestrutivos que, por sua vez, agravam ainda mais a saúde mental.

Portanto, é fundamental reconhecer a importância do cuidado com o corpo para promover uma boa saúde mental. O estabelecimento de hábitos saudáveis, como a prática regular de exercícios físicos, alimentação equilibrada, sono adequado e abstinência de substâncias nocivas, pode desempenhar um papel vital na manutenção do equilíbrio mental. Ao adotar essas práticas de autocuidado, é possível melhorar a saúde significativamente em vários pontos.

O TRATAMENTO INTEGRATIVO FAZ SENTIDO?

Cuidar da mente e do corpo de forma integrada é fundamental para promover uma saúde geral e um bem-estar duradouro. A interconexão entre a saúde mental e a física tem sido amplamente estudada, e diversos artigos científicos destacam a importância de abordar esses aspectos em conjunto. Nesta seção, discutirei em detalhes a importância de cuidar da mente e do corpo simultaneamente, fornecendo evidências científicas para respaldar essa abordagem integrada.

A relação entre atividade física e saúde mental tem sido amplamente documentada. Um estudo publicado no *Journal of Clinical Psychiatry* mostrou que a prática regular de exercícios está associada a uma redução significativa dos sintomas de depressão e ansiedade. A atividade física aumenta a liberação de endorfinas, neurotransmissores que promovem sensações de prazer e bem-estar. Além disso, o exercício regular pode melhorar a função cognitiva, reduzir o estresse e aumentar a autoestima.

Outra pesquisa, publicada no *Journal of Sport and Exercise Psychology*, revelou que a atividade física está relacionada a um menor risco de desenvolvimento de transtornos mentais, como a depressão. O estudo mostrou que a prática regular de exercícios aeróbicos está associada a uma redução significativa dos sintomas depressivos. Além disso, o exercício físico tem efeitos positivos na regulação do humor, na modulação do estresse e na melhoria da qualidade do sono.

No entanto, cuidar apenas do corpo não é suficiente. A saúde mental também desempenha um papel fundamental na saúde geral. A prática de técnicas de relaxamento e meditação tem sido amplamente estudada e demonstrou benefícios significativos na redução do estresse e no fortalecimento da saúde mental. Um estudo publicado no *Journal of Consulting and Clinical Psychology* constatou que a terapia baseada em mindfulness pode reduzir os sintomas de ansiedade e depressão. A meditação mindfulness tem sido associada a mudanças positivas na estrutura cerebral, aumentando a atividade em áreas relacionadas ao processamento emocional e à regulação do humor.

A qualidade do sono também desempenha um papel vital na saúde mental e física. A privação do sono está associada a um maior risco de desenvolvimento de transtornos mentais, como a depressão e a ansiedade. Um estudo publicado na revista *Sleep Medicine Reviews* enfatizou a importância de adotar hábitos de sono saudáveis para promover uma boa saúde mental. Dormir adequadamente permite a restauração física e cognitiva, além de exercer função essencial na regulação do humor e na consolidação da memória.

Além disso, a alimentação equilibrada é crucial para promover boa saúde mental e física. Estudos têm mostrado uma relação entre a qualidade da dieta e a saúde mental. Uma revisão publicada no *Journal of Psychiatric Research* destacou a associação entre uma dieta rica em nutrientes, como vitaminas, minerais e ácidos graxos ômega-3, e um menor risco de desenvolvimento de transtornos mentais, incluindo depressão e ansiedade. Por outro lado, uma alimentação pobre em nutrientes essenciais e rica em alimentos processados e açucarados está associada a um maior risco de desenvolvimento de problemas de saúde mental.

Um estudo publicado no *The American Journal of Clinical Nutrition* descobriu que dietas pouco saudáveis, como aquelas com alto teor de gordura saturada e açúcar refinado, estão correlacionadas a um aumento na incidência de depressão em adultos. Portanto, adotar uma alimentação balanceada, rica em frutas, vegetais, grãos integrais e proteínas magras, é fundamental para fornecer ao corpo os nutrientes necessários para o funcionamento adequado do cérebro e para promover a saúde mental.

Além disso, o apoio social e as conexões interpessoais desempenham um papel vital no cuidado integrado da mente e do corpo. Pesquisas têm mostrado consistentemente que relacionamentos saudáveis e conexões sociais significativas estão associados a um menor risco de desenvolvimento de problemas de saúde mental. Um estudo publicado na revista *PLOS ONE* descobriu que pessoas com laços sociais mais fortes tinham menor probabilidade de desenvolver sintomas depressivos. O apoio social oferece suporte emocional, ajuda a lidar com o estresse e promove senso de pertencimento e conexão, fatores fundamentais para a saúde mental e física.

Em resumo, cuidar da mente e do corpo de forma integrada é essencial para promover um estado de saúde geral. Os estudos científicos destacam a relação intrínseca entre a saúde mental e física e a importância de abordar ambos os aspectos. Atividade física regular, técnicas de relaxamento e meditação, sono adequado, alimentação equilibrada e conexões sociais são componentes fundamentais de um cuidado holístico. Ao adotar uma abordagem integrada, obtemos benefícios significativos para o bem-estar físico e mental, promovendo uma vida saudável e equilibrada.

CAPÍTULO 8

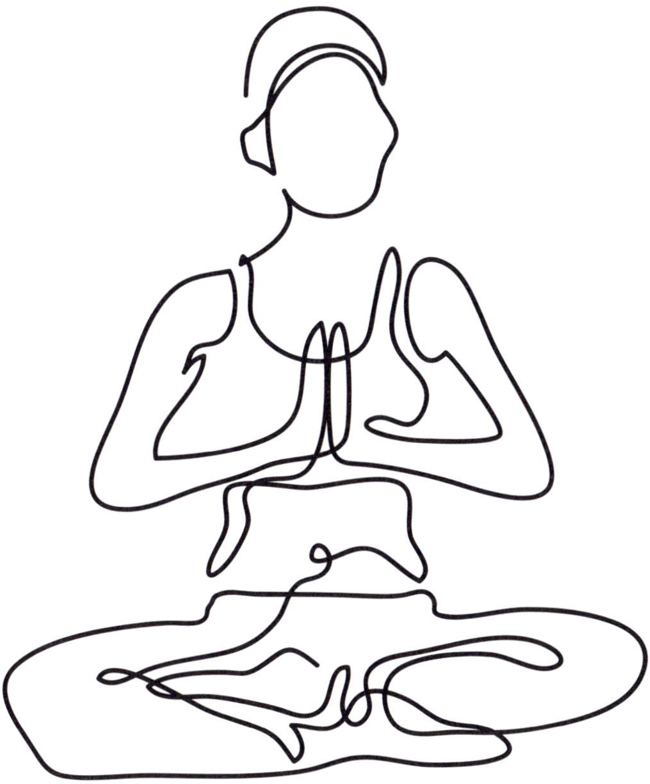

Capítulo 8

Assuma o controle, simplesmente faça

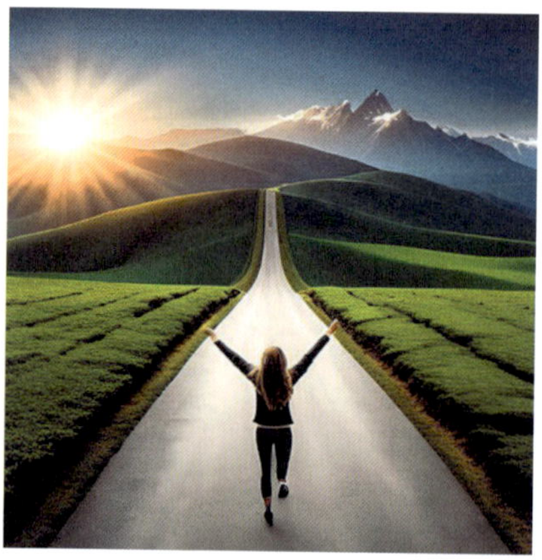

Fig. 20 – O caminho da sua liberdade vai depender dos seus passos. Seja parte da sua mudança.

Já abordamos todos os aspectos do corpo e da mente. Nos capítulos pelos quais passamos, vimos que o corpo e a mente funcionam juntos, que devemos buscar ajuda sempre. Não existe dor ou sofrimento bobo, que não precise de tratamento. Devemos buscar auxílio, mas também fazer a nossa parte. Costumo dizer no consultório que o terapeuta de qualquer área da saúde, incluindo médicos, fisioterapeutas, enfermeiros e todas as demais áreas, não é o principal responsável pela falha no tratamento. Embora existam casos relacionados à falta de empenho profissional, 80% das curas dependem do paciente (Fig. 20), desde acreditar no tratamento, de fazer a sua parte seguindo à risca TODAS AS SUGESTÕES passadas pelo profissional escolhido pelo paciente (BEN-SHLOMO; KUMAR e SMITH, 2006).

Não faz sentido nenhum o paciente sofrer, pagar caro por um atendimento de qualidade (coisa que não temos nos convênios em geral e no Sistema Único de Saúde – SUS). Aqui abro um adendo para dizer que existem muitos excelentes profissionais que atendem SUS e convênios, porém, precisam atender uma demanda muito alta de pacientes, para receber o suficiente que pague suas despesas, uma vez que os valores oferecidos pelos planos são inadmissíveis e, no final, tais empresas não fazem a sua parte e a culpa do tratamento fracassado fica com o profissional.

Como vimos ao longo do livro, o corpo responde a pensamentos e ações. Todos já ouvimos falar do placebo, e alguns já ouviram falar do efeito nocebo. Eles são importantes e fundamentais para entendermos que somos um time e que devemos jogar juntos, com as táticas certas e se empenhando 110% para o sucesso do tratamento, mas quero que você entenda, de verdade, o porquê de eu falar isto.

PLACEBO *VERSUS* NOCEBO

O efeito placebo e o efeito nocebo são fenômenos interessantes e bem documentados na pesquisa científica. Ambos têm a capacidade de influenciar a percepção e a experiência de uma pessoa em relação a um tratamento ou intervenção, embora sejam resultado de mecanismos diferentes. Nesta seção, discutirei o efeito placebo e o efeito nocebo, citando artigos científicos relevantes que exploram esses fenômenos.

O efeito placebo refere-se à melhoria observada em um paciente após a administração de um tratamento inerte, como um comprimido de açúcar, quando o indivíduo acredita que está recebendo uma substância terapeuticamente ativa. Um estudo clássico publicado no *New England Journal of Medicine* investigou o efeito placebo em pacientes com síndrome do intestino irritável. Os resultados mostraram que 44% dos pacientes relataram alívio dos sintomas após receberem um placebo, em comparação com 29% dos pacientes sem tratamento. Isso destaca a poderosa influência das expectativas e crenças na resposta terapêutica.

Outro estudo publicado na revista *Science* demonstrou a ativação de mecanismos cerebrais específicos durante o efeito placebo. Os pesquisadores utilizaram a ressonância magnética funcional para mapear alterações neurofisiológicas associadas ao alívio da dor induzido pelo placebo. Os resultados revelaram ativação da região do cérebro envolvida no processamento da dor, sugerindo que o efeito placebo pode envolver a liberação de neurotransmissores e substâncias endógenas com propriedades analgésicas.

Por outro lado, o efeito nocebo refere-se à piora dos sintomas ou à manifestação de efeitos colaterais negativos em resposta à administração de um tratamento inerte, quando o indivíduo acredita receber uma substância prejudicial. Um estudo publicado na revista *Pain* investigou o efeito nocebo em pacientes com dor. Os participantes receberam uma injeção de soro fisiológico, mas foram informados de que estavam recebendo um anestésico local conhecido por causar dor. Como resultado, os pacientes relataram um aumento significativo da intensidade da dor, demonstrando o poder das expectativas negativas na experiência de sintomas.

Um estudo publicado na revista *Science Translational Medicine* explorou os mecanismos neurobiológicos subjacentes ao efeito nocebo. Os pesquisadores utilizaram a ressonância magnética funcional para examinar as alterações cerebrais durante a experiência de sintomas nocebo. Eles descobriram que o córtex pré-frontal, uma região do cérebro envolvida no processamento cognitivo e emocional, desempenha um papel central na amplificação dos sintomas nocebo. Esses achados ressaltam a complexidade dos efeitos cognitivos e emocionais na percepção e experiência dos sintomas negativos.

Ambos os efeitos, o placebo e o nocebo, têm implicações clínicas significativas. Por exemplo, o conhecimento desses fenômenos pode ajudar os médicos a otimizarem os resultados dos tratamentos, levando em consideração as expectativas e crenças dos pacientes. Estudos têm mostrado que a comunicação cuidadosa e empática dos profissionais de saúde pode potencializar o efeito placebo, melhorando os resultados terapêuticos. Por outro lado, a conscientização sobre o efeito nocebo pode ajudar a minimizar a ocorrência de efeitos colaterais indesejados ou o agravamento dos sintomas em resposta a tratamentos inócuos.

Uma pesquisa publicada no *British Medical Journal* destacou a importância da relação médico-paciente no contexto do efeito placebo. O estudo mostrou que uma comunicação positiva, fornecendo informações claras e positivas sobre o tratamento, pode aumentar a eficácia do efeito placebo. Além disso, confiança, empatia e apoio do médico têm sido associados a melhores resultados terapêuticos, enfatizando a importância do cuidado integral.

É fundamental ressaltar que tanto o efeito placebo quanto o efeito nocebo não devem substituir tratamentos comprovados e baseados em evidências. No entanto, reconhecer a influência desses fenômenos pode ajudar a maximizar os efeitos terapêuticos positivos e minimizar os efeitos negativos decorrentes das expectativas e crenças dos pacientes.

Em conclusão, o efeito placebo e o efeito nocebo são fenômenos complexos que demonstram a interação entre a mente e o corpo. A crença, as expectativas e a comunicação desempenham papéis importantes na experiência dos sintomas e na resposta aos tratamentos. Conhecer e compreender esses fenômenos pode beneficiar a prática médica, proporcionando um cuidado mais abrangente e individualizado aos pacientes. Ao integrar a compreensão da mente e do corpo, podemos potencializar os resultados terapêuticos e promover uma abordagem mais holística para a saúde e o bem-estar.

VAMOS ASSUMIR O CONTROLE?

Todos querem assumir o controle de sua vida, porém, poucos querem fazer "a sua parte"; a maioria busca as respostas no outro, querem que os outros sejam 100% responsáveis pelo sucesso (ou fracasso) no seu tratamento. Mas, como vimos antes, não é assim que funciona. Por isso quis escrever este livro: para ajudar e te oferecer força e lógica no cuidado consigo mesmo(a). Não importa qual tratamento ou objetivo você esteja enfrentando, acredite no sucesso sempre, pegue o leme do barco da vida e guie-se para onde escolher.

Seja e faça parte do seu processo, busque profissionais que enxergam o seu todo e com os quais você se identifica, seja parceiro, jogue no mesmo time. Se isso acontecer, pode ter certeza de que o sucesso será seu.

No tratamento de depressão, ansiedade, disfunções intestinais e dores crônicas, o processo não é diferente. O profissional tem que cuidar do que lhe compete e o paciente não pode achar que a cura virá só com isso; ele tem que fazer parte do processo, arregaçar as mangas e seguir em frente na estrada do processo terapêutico, que muitas vezes não é fácil. Quem dera fosse fácil, mas não é, e o profissional da saúde (seja qual for) precisa do paciente participando do mesmo jogo.

A maioria das pessoas vive no ciclo doença-cura-doença e nunca entende o porquê. Lembrem-se: tratar o todo é fundamental, portanto, deixarei uma sequência de exercícios e atividades para você fazer onde preferir. Entretanto, sugiro que faça todos os dias, depois me marque e me conte nas redes sociais quais foram os resultados com relação ao que deseja, sejam os resultados bons ou ruins, ok? Então vamos começar a ajustar por partes.

A ALIMENTAÇÃO

Certos alimentos podem desempenhar um papel importante no tratamento de condições como a depressão, a síndrome do intestino irritável (SII) e as dores crônicas. Embora a alimentação isoladamente não seja uma solução definitiva, pesquisas científicas têm mostrado que certos nutrientes podem ter efeitos benéficos nessas condições. Neste capítulo, discutirei alimentos que podem ajudar no tratamento da depressão, da SII e das dores crônicas, citando artigos científicos relevantes.

1. DEPRESSÃO

A depressão é uma condição de saúde mental comum, e estudos têm sugerido que a alimentação pode desempenhar um papel na sua prevenção e tratamento. Por exemplo, uma revisão sistemática publicada no *Journal of Affective Disorders* destacou que a dieta mediterrânea, caracterizada pelo consumo de frutas, vegetais, grãos integrais, peixes, azeite e nozes, está associada a um menor risco de desenvolvimento de depressão. Outro estudo publicado no *The American Journal of Clinical Nutrition* mostrou que uma dieta rica em ácidos graxos ômega-3, presentes em peixes de água fria, como salmão e sardinha, está associada a um risco reduzido de depressão.

Além disso, a relação entre o intestino e o cérebro, conhecida como eixo intestino-cérebro, tem sido objeto de estudo no contexto da depressão. A ingestão de alimentos fermentados, como iogurte e chucrute, que contêm probióticos, pode promover a saúde intestinal e potencialmente melhorar os sintomas depressivos. Uma meta-análise publicada na revista *Nutrients* mostrou que a suplementação com probióticos pode reduzir significativamente os sintomas de depressão.

2. SÍNDROME DO INTESTINO IRRITÁVEL (SII)

A SII é uma condição gastrointestinal crônica caracterizada por dor abdominal, alterações do hábito intestinal e desconforto. Estudos têm investigado a influência da alimentação na SII, e algumas abordagens dietéticas têm se mostrado promissoras. Uma revisão publicada na revista *Clinical Gastroenterology and Hepatology* destacou que a dieta com baixo teor de FODMAPs (fermentáveis, oligossacarídeos, dissacarídeos, monossacarídeos e polióis) pode reduzir os sintomas em pacientes com SII. Essa dieta envolve a redução de certos carboidratos fermentáveis, como frutose, lactose e certos tipos de fibras.

Outra abordagem dietética que tem recebido atenção é a dieta anti-inflamatória. Estudos têm demonstrado que a inflamação intestinal está associada à SII, e uma alimentação que reduz a inflamação pode aliviar os sintomas. Um estudo publicado no *European Journal of Nutrition* mostrou que uma dieta rica em antioxidantes, como frutas e vegetais coloridos, pode reduzir a inflamação e melhorar a qualidade de vida em pacientes com SII.

3. DORES CRÔNICAS

As dores crônicas, como a dor nas costas, a dor de cabeça e a fibromialgia, podem ter um impacto significativo na qualidade de vida. Além dos tratamentos convencionais, a alimentação também pode desempenhar um papel no gerenciamento dessas condições.

Um estudo publicado na revista *Pain Physician* examinou os efeitos de uma dieta mediterrânea na dor crônica. Os resultados mostraram que os participantes que seguiram a dieta mediterrânea apresentaram redução significativa na intensidade da dor em comparação com o grupo controle. Acredita-se que os alimentos ricos em antioxidantes e anti-inflamatórios presentes na dieta mediterrânea, como frutas, vegetais, peixes e azeite, tenham propriedades analgésicas e anti-inflamatórias, contribuindo para o alívio da dor.

Além disso, certos nutrientes têm sido associados ao alívio das dores crônicas. Um estudo publicado na revista *Pain Medicine* descobriu que a suplementação com vitamina D estava relacionada a uma melhora significativa na dor em pacientes com dor crônica musculoesquelética. A vitamina D desempenha um papel importante na saúde óssea e muscular, e sua deficiência associa-se a um maior risco de dor crônica.

Outro nutriente que tem mostrado efeitos promissores é o ômega-3. Um estudo publicado na revista *Journal of Pain Research* investigou os efeitos da suplementação de ômega-3 em pacientes com dor lombar crônica. Os resultados indicaram redução significativa na intensidade da dor e na incapacidade funcional após a suplementação.

Os ácidos graxos ômega-3 possuem propriedades anti-inflamatórias e podem ajudar a modular a resposta inflamatória no corpo, contribuindo para a redução da dor crônica. Além dos nutrientes específicos, é importante adotar uma alimentação equilibrada e saudável, fornecendo ao corpo os nutrientes necessários para um funcionamento adequado.

Uma revisão publicada na revista *Nutrients* destacou a importância de uma dieta rica em frutas, vegetais, grãos integrais, proteínas magras e gorduras saudáveis no manejo das dores crônicas. Essa abordagem alimentar fornece ao corpo vitaminas, minerais e antioxidantes necessários para a saúde geral, e também pode ajudar a reduzir a inflamação e promover o bem-estar.

É importante ressaltar que a alimentação não substitui o tratamento médico adequado para as patologias citadas. No entanto, tais estudos científicos sugerem que a alimentação pode desempenhar um papel complementar no manejo dessas condições, fornecendo nutrientes e compostos bioativos que contribuem para a melhoria dos sintomas.

20 ALIMENTOS QUE PODEM AUXILIAR NA DEPRESSÃO E NA ANSIEDADE

Aqui estão 20 alimentos que podem auxiliar no tratamento da depressão, embora seja importante lembrar que eles não substituem o tratamento médico adequado e devem ser considerados como parte de uma abordagem holística para a saúde mental:

1. **Peixes ricos em ômega-3, como salmão, sardinha e atum:** o ômega-3 é associado a efeitos positivos na saúde mental, incluindo a redução dos sintomas de depressão (GROSSO *et al.*, 2014).
2. **Nozes e sementes:** amêndoas, castanhas, sementes de girassol e chia são fontes de nutrientes importantes para a saúde mental, incluindo ômega-3, vitamina E e selênio (JACKA *et al.*, 2017).
3. **Ovos:** são uma boa fonte de triptofano, que é convertido em serotonina, um neurotransmissor associado ao humor (GIBSON *et al.*, 2020).
4. **Abacate:** rico em ácidos graxos saudáveis, o abacate pode ajudar a melhorar a saúde cerebral e o bem-estar emocional (O'DONNELL *et al.*, 2017).
5. **Cúrcuma:** o ingrediente ativo da cúrcuma, a curcumina, tem propriedades antioxidantes e anti-inflamatórias, que podem ter efeitos positivos no humor e na função cerebral (LOPRESTI *et al.*, 2014).
6. **Frutas cítricas:** laranjas, limões e toranjas são ricos em vitamina C, que desempenha um papel importante na produção de neurotransmissores relacionados ao humor, como a serotonina (SÁNCHEZ-VILLEGAS *et al.*, 2009).
7. **Vegetais de folhas verdes:** espinafre, couve e acelga contêm nutrientes como ácido fólico e magnésio, que têm sido associados a um menor risco de depressão (MURAKAMI *et al.*, 2019).
8. **Tomates:** fonte de licopeno, um antioxidante que pode ter efeitos benéficos no humor e na função cerebral (BOOTH *et al.*, 2013).
9. **Chocolate amargo:** o chocolate amargo contém flavonoides e outros compostos bioativos que podem melhorar o humor e reduzir os sintomas de depressão (PASE *et al.*, 2013).
10. **Grãos integrais:** alimentos como aveia, quinoa e arroz integral são fontes de carboidratos complexos que ajudam a regular o humor e a energia (SATHYANARAYANA RAO *et al.*, 2008).
11. **Leite e iogurte:** fontes de cálcio e vitamina D, que desempenham um papel na regulação do humor e na saúde cerebral (PENCKOFER *et al.*, 2010).

12. **Leguminosas:** feijões, lentilhas e grão-de-bico são ricos em proteínas vegetais, vitaminas do complexo B e fibras, que podem ajudar a estabilizar o humor (NG *et al.*, 2017).

13. **Chá verde:** contém compostos como L-teanina e catequinas, que podem ter efeitos relaxantes e melhorar o humor (UNNO *et al.*, 2017).

14. **Açafrão:** contém compostos como a crocina e safranal, que demonstraram ter propriedades antidepressivas em estudos preliminares (HAUSENBLAS *et al.*, 2013).

15. **Amêndoas:** além de serem ricas em ômega-3, as amêndoas contêm magnésio e vitamina E, que têm sido associados a uma menor incidência de depressão (ALMQUIST *et al.*, 2020).

16. **Canela:** contém antioxidantes e compostos anti-inflamatórios que podem ter efeitos benéficos na saúde mental (PUBLICAÇÃO..., 2023).

17. **Sementes de abóbora:** fontes de magnésio, ferro e zinco, as sementes de abóbora podem ajudar a melhorar o humor e a função cognitiva (KERN *et al.*, 2007).

18. **Pimenta-vermelha:** a capsaicina presente nas pimentas-vermelhas pode ajudar a aumentar a produção de endorfinas, bem como de neurotransmissores relacionados ao prazer e ao bem-estar (MCCARTY *et al.*, 2014).

19. **Mirtilos:** os mirtilos são ricos em antioxidantes e compostos anti-inflamatórios que podem ajudar a proteger o cérebro e melhorar a saúde mental (KRIKORIAN *et al.*, 2010).

20. **Legumes crucíferos:** brócolis, couve-flor e repolho são fontes de folato e outros nutrientes que desempenham um papel na função cerebral e podem estar relacionados a um menor risco de depressão (SÁNCHEZ-VILLEGAS *et al.*, 2009).

Lembrando novamente que esses alimentos podem complementar o tratamento da depressão, mas não substituem a orientação de um profissional de saúde. É importante adotar uma abordagem ampla, incluindo tratamento médico adequado, terapia e estilo de vida saudável para lidar com a depressão de forma eficaz.

Em conclusão, a alimentação desempenha um papel relevante no tratamento da depressão, da síndrome do intestino irritável e das dores crônicas. A dieta mediterrânea, alimentos ricos em antioxidantes, suplementação de vitamina D e ômega-3 têm sido associados a efeitos benéficos nessas condições. No entanto, é fundamental consultar um profissional de saúde antes de fazer quaisquer mudanças na sua alimentação.

A IMPORTÂNCIA DO AMANHECER E DO PÔR DO SOL

O amanhecer e o pôr do sol são momentos únicos e mágicos do dia, valorizados e apreciados ao longo da história da humanidade. Além de sua beleza estética, esses eventos naturais desempenham um papel significativo na saúde mental e física do ser humano. A partir de agora, exploraremos a importância do amanhecer e do pôr do sol, discutindo os efeitos positivos que podem ter em nossa saúde, com base em pesquisas científicas.

1. A IMPORTÂNCIA DO AMANHECER NA SAÚDE MENTAL E FÍSICA

O amanhecer marca o início de um novo dia e traz consigo uma série de benefícios para a saúde mental e física. Aqui estão aspectos relevantes que as pesquisas científicas têm abordado:

1. **Ritmo circadiano e sono:** o amanhecer desempenha um papel crucial na regulação do ritmo circadiano, que influencia os ciclos de sono e vigília. A exposição à luz natural ao amanhecer ajuda a sincronizar o relógio interno e promove um sono saudável (BENEDETTI *et al.*, 2003).
2. **Bem-estar psicológico:** observar o amanhecer pode proporcionar uma sensação de renovação e esperança, ajudando a melhorar o humor e reduzir o estresse. Estudos sugerem uma correlação entre a exposição à luz do amanhecer e a redução dos sintomas de depressão (LEWY *et al.*, 1998).

3. **Vitamina D:** a exposição à luz solar do amanhecer é uma fonte natural de vitamina D, essencial para a saúde óssea e função imunológica adequadas (HOLICK, 2004). A vitamina D também tem sido conectada à saúde mental, com pesquisas indicando uma possível relação entre níveis baixos de vitamina D e depressão (ANGLIN *et al.*, 2013).
4. **Atividade física:** o amanhecer é um momento ideal para se engajar em atividades físicas ao ar livre, como caminhadas, corridas ou ioga. A prática de exercícios físicos matinais está associada a benefícios para a saúde cardiovascular, redução do estresse e melhora da clareza mental (REED *et al.*, 2015).

2. O PÔR DO SOL E SEUS BENEFÍCIOS PARA A SAÚDE MENTAL E FÍSICA

Assim como o amanhecer, o pôr do sol também possui impactos positivos em nossa saúde e bem-estar. Aqui estão algumas maneiras pelas quais o pôr do sol pode beneficiar nossa saúde, de acordo com estudos científicos:

1. **Relaxamento e redução do estresse:** observar o pôr do sol pode promover sentimentos de relaxamento e tranquilidade. Pesquisas mostram que a exposição à natureza e a paisagens naturais, como o pôr do sol, está associada à redução do estresse e ao aumento da sensação de bem-estar (HARTIG *et al.*, 2014).
2. **Meditação e mindfulness:** o pôr do sol oferece uma oportunidade adequada para a prática de meditação e mindfulness. Estudos têm demonstrado que a meditação regular pode ajudar a reduzir a ansiedade, melhorar a concentração e promover o equilíbrio emocional (TANG *et al.*, 2014). Ao combinar a contemplação do pôr do sol com técnicas de meditação, é possível potencializar esses benefícios.
3. **Inspiração e criatividade:** o pôr do sol, com suas cores vibrantes e paisagens deslumbrantes, pode despertar a imaginação e a criatividade. Estudos sugerem que a exposição a ambientes naturais pode estimular a criatividade e a resolução de problemas (MAYER *et al.*, 2009). Portanto, observar o pôr do sol pode ser uma fonte de inspiração para artistas, escritores e criadores em geral.

4. **Conexão social:** o pôr do sol também pode proporcionar um momento especial para a conexão social. Compartilhar a experiência de apreciar o pôr do sol com amigos, familiares ou entes queridos pode fortalecer os vínculos interpessoais e promover uma sensação de pertencimento e bem-estar emocional (VOHS *et al.*, 2014).
5. **Qualidade do sono:** assim como o amanhecer, a exposição à luz natural do pôr do sol pode ajudar a regular nosso ritmo circadiano e promover um sono saudável. A exposição à luz natural durante o dia e a redução da exposição à luz artificial à noite podem contribuir para uma melhor qualidade de sono (FIGUEIRO *et al.*, 2011).
6. **Autoconsciência e reflexão:** o pôr do sol pode proporcionar um momento de autoconsciência e reflexão. Ao observar a transição do dia para a noite e a beleza efêmera do pôr do sol, podemos cultivar maior apreciação pela vida, praticar a gratidão e refletir sobre nossos próprios pensamentos e emoções (KASHDAN *et al.*, 2011).

Em resumo, tanto o amanhecer quanto o pôr do sol desempenham papéis importantes na saúde mental e física do ser humano. A exposição à luz natural, a conexão com a natureza, a prática de atividades físicas e a oportunidade de contemplação e relaxamento são apenas alguns dos benefícios que esses momentos do dia podem oferecer. É essencial reservar um tempo para apreciar esses eventos naturais e aproveitar os impactos positivos que podem ter em nossa saúde e bem-estar.

No entanto, é importante destacar que cada pessoa é única e pode ter preferências diferentes em relação ao momento do dia em que se sentem mais conectadas ou beneficiadas pela observação do amanhecer ou do pôr do sol. O importante é encontrar momentos em que possamos desfrutar da natureza, seja pela manhã ou à tarde, e buscar integrar essas práticas em nossa rotina para colher os benefícios ao longo do tempo.

É válido ressaltar que este texto é uma síntese baseada em pesquisas científicas, mas a participação de um profissional de saúde é fundamental para a compreensão individualizada dos efeitos do amanhecer e do pôr do sol na saúde mental e física, bem como para o desenvolvimento de estratégias personalizadas de cuidados de saúde mental e física. Cada pessoa pode ter necessidades e circunstâncias únicas, e um profissional qualificado poderá oferecer orientação adequada com base em uma avaliação abrangente.

Além disso, é importante mencionar que os efeitos do amanhecer e do pôr do sol na saúde mental e física podem variar de acordo com fatores individuais, como localização geográfica, estilo de vida, condições médicas preexistentes e outros. Portanto, é crucial considerar esses aspectos ao incorporar a apreciação do amanhecer e do pôr do sol em um plano de cuidados de saúde holístico.

Em conclusão, a beleza e a serenidade do amanhecer e do pôr do sol não são apenas fonte de admiração estética, mas também possuem benefícios comprovados para a saúde mental e física.

A exposição à luz natural, a conexão com a natureza, a oportunidade de reflexão e relaxamento, a prática de atividades físicas e a promoção da conexão social são apenas algumas das maneiras pelas quais esses momentos mágicos do dia podem impactar positivamente nosso bem-estar.

Apreciar o amanhecer e o pôr do sol pode ser uma maneira maravilhosa de cuidar da saúde mental e física, mas é apenas uma das muitas estratégias que podem ser adotadas. A incorporação de uma abordagem integrativa, que inclua também alimentação balanceada, atividade física regular, sono adequado e apoio social, é fundamental para promover um bem-estar abrangente. Lembre-se sempre de aproveitar esses momentos da natureza com segurança, evitando olhar diretamente para o sol durante o amanhecer ou o pôr do sol, especialmente quando estiver brilhante, para proteger seus olhos. Espero que este texto tenha fornecido uma compreensão mais aprofundada sobre a importância do amanhecer e do pôr do sol na saúde mental e física.

RESPIRAÇÃO PROFUNDA OU FORTE?
(Você não sabe a diferença, e vou provar agora)

Tenho certeza de que você já ouviu a frase: "RESPIRA FUNDO, QUE PASSA!". Aí você vai falar para mim que isso é besteira, que já tentou várias vezes, em várias situações e NUNCA funcionou, só piorou. Mas já se perguntou por que não funciona com você? Vou explicar melhor e tenho certeza de que o motivo vai mudar a forma como você olha para sua respiração.

Respirar é um ato tão natural e automático, que muitas vezes não prestamos atenção ao modo como o fazemos. No entanto, a forma como respiramos pode ter um impacto significativo em nossa saúde física e mental. Há uma diferença fundamental entre respirar profundamente e respirar forte, e entender essa distinção pode nos ajudar a melhorar nosso bem-estar e a gerenciar melhor o estresse e a ansiedade.

APRENDA A RESPIRAR PROFUNDAMENTE *(não respire forte)*

A. RESPIRAR PROFUNDAMENTE

Respirar profundamente envolve inspirar o ar de maneira lenta e controlada, preenchendo os pulmões desde a base até o topo. Esse tipo de respiração utiliza o diafragma, um músculo grande localizado abaixo dos pulmões, para expandir a cavidade torácica e permitir maior entrada de ar. Quando respiramos profundamente, sentimos o abdômen se expandir e contrair de modo suave.

Os benefícios da respiração profunda são numerosos. Ela pode ajudar a reduzir o estresse e a ansiedade, melhorar a circulação sanguínea e aumentar os níveis de oxigênio no corpo. Além disso, respirar profundamente ativa o sistema nervoso parassimpático, responsável por promover um estado de relaxamento e calma. Praticar a respiração profunda regularmente pode levar a uma melhor regulação emocional e a um maior senso de bem-estar geral.

B. RESPIRAR FORTE

Por outro lado, respirar forte geralmente se refere a tomar respirações rápidas e forçadas, utilizando mais os músculos do peito, pescoço e dos ombros em comparação com o diafragma. Esse tipo de respiração tende a ser superficial, envolvendo apenas a parte superior dos pulmões. Quando respiramos forte, muitas vezes vemos e sentimos o peito subir e descer de forma acentuada.

Estudos demonstram que a respiração diafragmática pode diminuir os níveis de cortisol, o hormônio do estresse, e aumentar a produção de endorfinas, os neurotransmissores responsáveis pela sensação de felicidade e bem-estar (PERCIAVALLE, 2017).

A respiração forte pode ser uma resposta ao estresse ou à atividade física intensa, mas quando se torna um padrão, pode ter efeitos negativos. Respirar superficialmente pode levar à hiperventilação, na qual o nível de dióxido de carbono no sangue fica muito baixo, resultando em sintomas como tontura, sensação de desmaio e ansiedade aumentada. Além disso, a respiração rápida e superficial pode manter o corpo em estado constante de alerta, acionando o sistema nervoso simpático e perpetuando o ciclo de estresse.

A diferença entre respirar profundamente e respirar forte é crucial para entender como podemos utilizar a respiração para melhorar a saúde e o bem-estar. A respiração profunda, lenta e controlada, ativa o diafragma e promove um estado de relaxamento, enquanto a respiração forte, rápida e superficial pode aumentar o estresse e a ansiedade. Praticar a respiração profunda conscientemente pode ser uma ferramenta poderosa para gerenciar o estresse e melhorar a qualidade de vida.

Portanto, da próxima vez que se sentir sobrecarregado ou ansioso, lembre-se de parar por um momento e respirar profundamente. Essa simples prática pode fazer uma grande diferença em como você se sente e como seu corpo responde ao estresse. Para entender melhor, veja a seguir uma tabela comparativa dos dois modos de respirar que abordamos aqui.

ASPECTO	RESPIRAR PROFUNDAMENTE	RESPIRAR FORTE
Método	Respiração lenta e controlada, utilizando o diafragma	Respiração rápida e forçada, utilizando os músculos do peito e ombro
Expansão dos pulmões	Envolve toda a capacidade dos pulmões, desde a base até o topo	Envolve principalmente a parte superior dos pulmões, ombros e pescoço

Movimento corporal	Expansão e contração suave do abdômen	Movimento acentuado do peito
Sistema nervoso	Ativa o sistema nervoso parassimpático (relaxamento e calma)	Ativa o sistema nervoso simpático (estado de alerta)
Benefícios	Reduz estresse e ansiedade, melhora a circulação e os níveis de oxigênio, promove relaxamento e bem-estar	Pode levar à hiperventilação, tontura, ansiedade aumentada, perpetuação do ciclo de estresse
Prática recomendada	Praticar regularmente para melhorar a regulação emocional e a saúde geral	Evitar como padrão, usar apenas em atividades físicas intensas

Este texto, enriquecido com tabela comparativa, oferece uma visão detalhada das diferenças entre respirar profundamente e respirar forte, destacando a importância de uma respiração adequada para o bem-estar físico e mental.

EXERCÍCIOS DE IMAGINAÇÃO GUIADA

INTRODUÇÃO À HIPNOTERAPIA E SEUS BENEFÍCIOS PARA O BEM-ESTAR

A hipnoterapia é uma abordagem terapêutica que utiliza a hipnose para acessar o subconsciente e trabalhar com questões emocionais, comportamentais e físicas. Durante as sessões de hipnoterapia, o terapeuta induzirá um estado de relaxamento profundo, também conhecido como transe hipnótico, no qual o subconsciente se torna mais acessível.

A prática da hipnoterapia remonta a séculos, porém, nas últimas décadas, tem ganhado popularidade como ferramenta eficaz para ajudar as pessoas a superarem uma variedade de desafios, desde lidar com a dor até melhorar o desempenho em várias áreas da vida. Uma das técnicas frequentemente utilizadas na hipnoterapia é a visualização guiada, que permite aos clientes acessarem suas capacidades de imaginação e criatividade para promover a cura e o bem-estar.

É importante ressaltar que essa visualização é uma metáfora poderosa e simbólica, destinada a promover um estado de relaxamento profundo e estimular a mente a adotar uma perspectiva de cura. A prática da hipnoterapia pode se revelar uma ferramenta valiosa para complementar o cuidado médico tradicional em situações de dor crônica ou condições físicas crônicas, bem como para abordar questões emocionais e comportamentais.

A hipnoterapia utiliza técnicas como a visualização guiada para auxiliar no processo de autocura, mas é essencial que seja conduzida por um hipnoterapeuta certificado e experiente. Cada pessoa é única, e a hipnoterapia deve ser adaptada às necessidades individuais do cliente. Ao considerar a hipnoterapia uma opção de tratamento, é recomendado buscar um profissional qualificado, capaz de realizar uma avaliação detalhada de suas necessidades e criar um plano terapêutico personalizado.

Além da visualização, a hipnoterapia pode envolver outras técnicas terapêuticas, como a reprogramação de crenças limitantes, regressão a eventos passados para resolver traumas e o fortalecimento do subconsciente para lidar com desafios futuros.

Ao longo do processo terapêutico, o hipnoterapeuta irá trabalhar em colaboração com o cliente, ajudando-o a explorar questões subjacentes, definir metas claras e desenvolver habilidades de autogestão para alcançar um maior equilíbrio emocional e físico.

A hipnoterapia é uma abordagem complementar ao cuidado médico tradicional e não deve substituir o tratamento médico adequado. Se você estiver enfrentando uma condição médica ou dor crônica, é fundamental procurar a orientação de profissionais de saúde qualificados para receber o diagnóstico e tratamento adequados.

Além disso, a prática de visualização e outras técnicas de hipnoterapia pode ser combinada com outras abordagens de autocuidado, como prática regular de exercícios, alimentação balanceada, meditação, ioga e terapia cognitivo-comportamental.

Em conclusão, a visualização guiada e outras técnicas de hipnoterapia podem ser ferramentas poderosas para promover a cura, reduzir o estresse e melhorar o bem-estar emocional e físico. É uma prática que pode beneficiar muitas pessoas, desde aquelas que buscam alívio da dor até aquelas que desejam melhorar sua qualidade de vida de forma holística.

Se você estiver interessado em explorar a hipnoterapia como opção de tratamento, recomendo buscar um profissional devidamente treinado e certificado em hipnoterapia para garantir uma experiência terapêutica segura e bem-sucedida. A hipnoterapia, quando realizada por um profissional qualificado, pode ser uma jornada transformadora em direção a uma vida mais saudável, equilibrada e plena.

APLICAÇÕES DA VISUALIZAÇÃO TERAPÊUTICA

A visualização terapêutica é uma técnica valiosa que pode ser aplicada em diversas situações para promover o bem-estar físico, mental e emocional. Além do alívio da dor, a visualização pode ser utilizada para:

1. **Redução de estresse e ansiedade:** através da visualização, é possível acessar estados mentais mais calmos e relaxados, reduzindo o estresse e a ansiedade.
2. **Controle da dor crônica:** a prática regular de visualização pode ajudar a reduzir a percepção da dor crônica, oferecendo alívio e melhorando a qualidade de vida.
3. **Fortalecimento da autoconfiança:** visualizações de sucesso e superação podem fortalecer a autoconfiança e a motivação para alcançar objetivos pessoais.
4. **Superar medos e fobias:** por meio da visualização, é possível enfrentar e superar medos irracionais, possibilitando maior liberdade emocional.
5. **Melhoria da performance:** visualizações de desempenho podem ser úteis para melhorar o rendimento em atividades esportivas, artísticas ou profissionais. Ao praticar mentalmente o sucesso, o cérebro se prepara para uma execução mais eficaz na vida real.

6. **Estabelecimento de metas:** através da visualização, é possível criar uma imagem clara e realista das metas desejadas. Isso ajuda a fortalecer a motivação e o foco para alcançá-las.
7. **Resolução de conflitos internos:** a visualização pode ser utilizada para explorar conflitos internos e encontrar soluções para questões emocionais e comportamentais.
8. **Promoção da cura emocional:** visualizações de autocuidado e amor-próprio podem ser usadas para promover a cura emocional e melhorar a autoestima.
9. **Controle da dor durante procedimentos médicos:** a visualização pode ajudar a controlar a dor e a ansiedade durante procedimentos médicos ou odontológicos, proporcionando uma experiência menos desconfortável.
10. **Apoio ao tratamento de doenças:** através da visualização, é possível fortalecer a mente e o corpo, complementando tratamentos médicos para diversas doenças e condições de saúde.

A CIÊNCIA POR TRÁS DA VISUALIZAÇÃO TERAPÊUTICA

A eficácia da visualização terapêutica tem sido objeto de estudos científicos, e a prática vem sendo associada a benefícios significativos para a saúde física e mental. Um estudo publicado no *Journal of Consulting and Clinical Psychology* mostrou que a visualização guiada foi eficaz na redução da dor em pacientes com dor crônica. Outro estudo, publicado no *Journal of Behavioral Medicine*, revelou que a visualização ajudou a melhorar o sistema imunológico de pacientes com câncer de mama.

Por meio de exames de imagem cerebral, os pesquisadores também descobriram que a prática da visualização pode ativar áreas do cérebro associadas a emoções positivas, relaxamento e alívio da dor. Essas descobertas sugerem que a visualização terapêutica pode ter um impacto significativo no bem-estar geral, tanto físico quanto emocional. Ao usar a imaginação para criar uma realidade mental positiva, o cérebro pode ser influenciado de maneira a favorecer a saúde e o equilíbrio.

A visualização terapêutica é uma ferramenta poderosa para promover o bem-estar emocional e físico.

Por meio da imaginação guiada, é possível acessar o poder interno de autocura e fortalecer a mente para enfrentar desafios e alcançar objetivos. A prática da visualização para o alívio da dor é apenas uma das muitas aplicações da hipnoterapia e outras abordagens terapêuticas baseadas na imaginação.

Os resultados aparecem com a prática, às vezes pode ser que a pessoa não sinta nada da primeira vez, mas pode ter certeza de que a mente começará a produzir resultados; basta acreditar e se empenhar no processo. Igual a um filme no começo, se você quiser, focar, acreditar e seguir o roteiro, com a imaginação ativa, o filme fará sentido e todas as emoções aparecerão.

Como fazer:

1. Grave um áudio no celular lendo os textos a seguir. Pode até colocar um som de fundo de que você goste, desde que seja instrumental.
2. Após gravar, vá para um lugar onde ninguém te interrompa durante o processo.
3. Coloque o fone de ouvido, feche os olhos e siga imaginando (do seu jeito) tudo o que se ouve no áudio.
4. Faça isso no mínimo três vezes ao dia (ao acordar, no almoço e antes de dormir), e faça também sempre que entrar em crise.
5. Repita o processo por no mínimo 21 dias seguidos; se furar um dia, recomece a contagem do zero.
6. Use sempre que necessitar.

Acredite, você pode!

EXEMPLOS DE TEXTOS PARA GRAVAÇÃO

1. Para depressão

Feche os olhos suavemente e comece a se concentrar em sua respiração. Permita que sua mente se acalme e se concentre no momento presente. Inspire profundamente, sentindo o ar fresco preenchendo seus pulmões, e expire lentamente, liberando todas as tensões do corpo. Repita esse processo por mais duas vezes, permitindo que a respiração se torne calma e tranquila.

Agora, imagine-se em um belo prado, cercado por uma paisagem serena e exuberante. Visualize a vastidão do espaço verde, salpicado de flores coloridas. Sinta o ar puro acariciando seu rosto, enquanto o sol dourado e brilhante ilumina todo o cenário. Olhe para o céu límpido e azul, sem nuvens, que transmite uma sensação de paz e serenidade.

À medida que você se envolve com a paisagem, permita que seu corpo seja banhado por uma suave luz azul e dourada. Essa luz é uma mistura das cores radiantes do sol e da serenidade do céu, trazendo consigo uma energia calmante e revitalizante. Sinta-a envolvendo cada parte do seu ser, penetrando em cada célula e fibra do seu corpo.

Enquanto continua a respirar profundamente, visualize cada exalação como uma fumaça cinzenta que se dissipa no ar. Essa fumaça cinzenta representa o dióxido de carbono e todas as preocupações, tensões e negatividades que você carrega consigo. Observe-a se diluindo e desaparecendo aos poucos, deixando você mais leve e tranquilo a cada expiração.

À medida que a luz azul circula em sua corrente sanguínea, sinta-a percorrendo cada parte do seu corpo. Imagine-a alcançar seus órgãos internos, nutrindo-os com uma sensação de calma e relaxamento. Sinta-a percorrer seus membros, aliviando qualquer tensão muscular e trazendo uma sensação de profundo bem-estar.

Permita que essa luz azul se expanda além dos limites do seu corpo, alcançando as pontas dos seus dedos e além delas. Visualize-a formando um halo de brilho suave de safira ao seu redor, protegendo-o e envolvendo-o em uma aura de tranquilidade e serenidade. Sinta-se completamente imerso nessa energia positiva, permitindo que ela dissipe quaisquer sentimentos de ansiedade ou negatividade.

Observe a união das duas luzes: a luz azul que você visualiza internamente e a luz azul do prado que o envolve. Reconheça que seu corpo é a ponte que permite essa conexão profunda. Enquanto as duas luzes se fundem, permita-se sentir uma sensação de calma profunda e tranquilidade interior. Deixe que essa paz se estabeleça em seu ser, trazendo uma sensação renovada de esperança e serenidade.

Quando estiver pronto para retornar ao presente, abra os olhos lentamente, mantendo a sensação de serenidade consigo. Traga consigo a tranquilidade e a calma que encontrou na visualização para o seu dia, lembrando-se de que você tem o poder de cultivar a paz interior em qualquer momento.

Observação: lembre-se de que essa visualização pode ser uma ferramenta útil para acalmar a mente e aliviar o estresse, mas não substitui um tratamento profissional para a depressão. Se você está enfrentando a depressão, é importante buscar a ajuda de um profissional de saúde mental qualificado, que poderá fornecer orientações adequadas e estratégias de tratamento personalizadas para você.

2. Para ansiedade

Feche os olhos suavemente e respire profundamente, permitindo que o ar preencha seus pulmões e, em seguida, expire lentamente, liberando todo o estresse e a tensão acumulados em seu corpo. Repita esse processo por mais duas vezes, mergulhando cada vez mais em uma sensação de calma e relaxamento.

Agora, visualize-se adentrando um vasto deserto, com a luz radiante do sol acariciando com suavidade sua pele. Sinta a areia quente sob seus pés, cada grão trazendo consigo uma energia natural e revitalizante. Enquanto caminha pelo deserto, observe uma nuvem escura se formando no horizonte. Essa nuvem representa a tempestade de ansiedade que se aproxima.

Conscientize-se de que essa tempestade de ansiedade é apenas temporária e não define quem você é. Sinta-se fortalecido ao visualizar-se carregando uma mochila nas costas. Essa mochila contém todos os recursos e ferramentas de que você precisa para enfrentar e superar a tempestade.

Com determinação e confiança, abra a mochila e retire uma tenda dobrada. Desdobre-a com cuidado, notando cada detalhe do tecido resistente. Sinta a firmeza do solo enquanto finca as quatro estacas, garantindo a estabilidade da tenda. Essas estacas simbolizam seu compromisso de enfrentar e resistir à tempestade.

Adentre a tenda e feche a porta atrás de si, permitindo-se ficar envolvido em um espaço seguro e protegido. Sente-se com calma no interior da tenda, sabendo que está abrigado da tormenta lá fora. Conforme a ansiedade aumenta, observe o vento soprando com força e a areia sendo carregada pela tempestade ao seu redor.

Mantenha-se ciente de que essa tempestade de ansiedade não é permanente, assim como todas as tempestades acabam passando. Dentro da tenda, permita-se sentir a segurança e a tranquilidade que ela proporciona. Reconheça que você tem a capacidade de enfrentar e superar a tempestade, assim como superou outras adversidades em sua vida.

À medida que a tempestade prossegue lá fora, encontre conforto e serenidade dentro da tenda. Respire profundamente, acalmando sua mente e permitindo que a ansiedade se dissipe de maneira gradual. Concentre-se na sensação de segurança, reconhecendo que está em um lugar protegido, capaz de enfrentar tudo o que vier.

Conforme a tempestade diminui e a calma retorna, sinta-se pronto para sair da tenda e encarar outra vez o mundo exterior. Abra os olhos lentamente, trazendo consigo a sensação de alívio e tranquilidade que experimentou dentro da tenda.

Observação: reconheça que essa visualização é uma ferramenta para ajudar a acalmar a ansiedade, mas não substitui o apoio e o tratamento adequado de um profissional de saúde mental. Se a ansiedade persistir ou afetar seu cotidiano de maneira significativa, é essencial buscar ajuda especializada.

3. Para síndrome do intestino irritável

Feche os olhos e permita-se relaxar. Respire profundamente três vezes, liberando todas as tensões do corpo. Agora, imagine-se em um ambiente sereno e tranquilo, próximo a um cenário marinho. Visualize uma sereia majestosa diante de você, com longos cabelos dourados e um corpo e rabo deslumbrantes na cor azul-prateado.

Observe a sereia movendo-se de maneira graciosa enquanto ela adentra suavemente o seu trato intestinal. Sinta a presença dela trazendo consigo uma energia curativa e harmoniosa. À medida que ela avança, concentre sua atenção na região do seu trato onde há o distúrbio, seja qual for a sua condição específica.

Visualize a sereia tocando com delicadeza a área afetada com suas mãos suaves e cheias de bondade. Observe com admiração enquanto a energia positiva emanada por ela envolve a região, proporcionando uma cura completa e profunda. Veja as células e tecidos se renovando, restaurando-se em perfeita saúde.

Enquanto a sereia continua a nadar pelo seu trato intestinal, acompanhe-a com os olhos da sua mente, certificando-se de que todos os outros órgãos e sistemas estão em perfeito equilíbrio. Sinta uma sensação de harmonia e bem-estar se espalhando por todo o seu corpo, conforme a sereia passa por cada parte do seu sistema digestivo.

Aproveite o momento para se conectar com a sereia em um nível mais profundo. Sinta a sua presença amorosa e curativa envolvendo todo o seu ser. Permita-se absorver essa energia positiva, deixando-a nutrir e fortalecer todo o seu trato intestinal.

À medida que a sereia completa a jornada pelo seu trato intestinal, permita-se relaxar ainda mais. Expire suavemente, liberando qualquer tensão remanescente. Sinta-se em paz e em total harmonia com o seu corpo.

Agora, abra devagar os olhos, trazendo consigo a sensação de calma e bem-estar que experimentou durante essa visualização. Ao longo do dia, lembre-se da sensação de tranquilidade que você vivenciou durante a visualização.

Observação: mantenha-se atento às necessidades do seu trato intestinal e procure orientação profissional para qualquer preocupação específica. Cada pessoa é única e é importante tratar questões de saúde de forma apropriada, considerando uma abordagem integrada que envolva o cuidado médico adequado e práticas complementares que promovam o bem-estar geral. Lembre-se sempre de que a mente e o corpo estão interligados, e cultivar um estado de equilíbrio e harmonia pode contribuir para uma vida saudável e plena.

4. Para fibromialgia

Feche os olhos e respire profundamente uma vez. Permita-se relaxar e concentrar sua atenção em qualquer dor ou desconforto que esteja presente em seu corpo. Visualize a dor como uma forma específica, seja uma cor, uma sensação ou até mesmo uma imagem simbólica.

Agora, imagine-se entrando no próprio corpo, carregando uma lata de óleo dourado e quente. Com confiança e serenidade, mova-se em direção à área onde a dor reside. Leve consigo uma luz brilhante que permita que você examine a dor de todos os ângulos.

Com calma e cuidado, despeje o óleo dourado e quente sobre a dor, cobrindo-a completamente. Visualize o óleo penetrando a dor, trazendo consigo uma sensação de alívio e conforto. Observe como a dor começa a derreter, transformando-se em um ponto dourado de energia positiva.

Enquanto a dor se dissolve, concentre-se nos raios dourados de saúde e bem-estar que irradiam desse ponto. Sinta os raios se espalhando por todas as partes do seu corpo, envolvendo cada célula, tecido e órgão. Permita que essa luz dourada preencha você com uma sensação de cura profunda e completa.

À medida que você se maravilha com a transformação da dor em energia dourada, saia do seu corpo pela mesma rota que utilizou para entrar. Observe-se saindo suavemente, deixando para trás qualquer vestígio da dor que anteriormente existia. À medida que você abre os olhos, sinta-se revigorado e renovado.

Observação: ao longo do dia, reflita sobre a sensação de alívio e cura que você experienciou durante esta visualização. Lembre-se de que você tem a capacidade de cultivar uma mente e um corpo saudáveis. Esteja ciente de que cada pessoa é única, e as necessidades de cada indivíduo variam. É importante abordar questões de saúde de forma apropriada, considerando uma abordagem integrada que envolva cuidado médico adequado e práticas complementares que promovam o bem-estar geral.

ALONGAMENTOS SÃO FUNDAMENTAIS PARA QUEM TEM DEPRESSÃO E ANSIEDADE

Alongar os músculos com regularidade não apenas promove flexibilidade e melhora o desempenho físico, mas também pode ter impacto positivo na saúde emocional. O alongamento pode ajudar a aliviar o estresse, reduzir a tensão muscular e promover relaxamento, contribuindo assim para uma melhor saúde mental e emocional. A seguir, discutirei os principais músculos que podem ser alongados para beneficiar a saúde emocional, citando referências científicas relevantes.

1. **Músculos do pescoço e ombros:** a região do pescoço e ombros é frequentemente afetada por tensão muscular devido ao estresse e má postura. O alongamento desses músculos pode aliviar a tensão e a rigidez, proporcionando um efeito relaxante. Um estudo publicado

no periódico *The Journal of Physical Therapy Science* investigou os efeitos do alongamento do pescoço nos níveis de estresse em indivíduos saudáveis. Os resultados mostraram uma redução considerável nos níveis de estresse após o alongamento do pescoço, indicando seu potencial benefício para a saúde emocional.

2. **Músculos das costas:** a região das costas é frequentemente afetada pela tensão muscular devido à má postura, sedentarismo e estresse emocional. O alongamento dos músculos das costas pode ajudar a relaxar a região, aliviar a dor e promover uma sensação de bem-estar. Um estudo publicado no *Journal of Exercise Rehabilitation* examinou os efeitos do alongamento da coluna vertebral na dor lombar e no estresse em mulheres com dor crônica nas costas. Os resultados mostraram redução significativa na dor e nos níveis de estresse após o alongamento, destacando seu potencial terapêutico para melhorar a saúde emocional.
3. **Músculos do quadril e glúteos:** a região do quadril e glúteos também pode acumular tensão e afetar negativamente a postura e o conforto físico. O alongamento desses músculos pode melhorar a flexibilidade, aliviar a tensão e promover uma sensação de relaxamento. Um estudo publicado no *The Journal of Physical Therapy Science* investigou os efeitos do alongamento dos músculos do quadril e glúteos na ansiedade e no estresse em indivíduos saudáveis. Os resultados mostraram uma redução significativa nos níveis de ansiedade e estresse após o alongamento, sugerindo seu potencial benefício para a saúde emocional.
4. **Músculos do abdômen:** a região do abdômen também pode acumular tensão devido ao estresse emocional e à má postura. O alongamento dos músculos abdominais pode ajudar a relaxar a região, aliviar a sensação de aperto e promover uma sensação de calma. Um estudo publicado no *International Journal of Yoga* investigou os efeitos do alongamento do abdômen nos níveis de ansiedade em estudantes universitários. Os resultados mostraram uma redução significativa nos níveis de ansiedade após o alongamento, sugerindo que o alongamento dos músculos abdominais pode ter um efeito relaxante na saúde emocional.

5. **Músculos das pernas:** os músculos das pernas também podem acumular tensão devido à falta de atividade física, sedentarismo e estresse emocional. O alongamento das pernas pode melhorar a flexibilidade, aliviar a sensação de peso e contribuir para uma sensação de leveza. Um estudo publicado no *The Journal of Alternative and Complementary Medicine* examinou os efeitos do alongamento das pernas na ansiedade e no estresse em mulheres com fibromialgia. Os resultados mostraram uma redução significativa nos níveis de ansiedade e estresse após o alongamento, destacando seu potencial terapêutico para melhorar a saúde emocional.

6. **Músculo iliopsoas:** segundo Jo Ann Staugaard-Jones, em seu livro *O músculo psoas: bem-estar físico e emocional*, o alongamento do grupo muscular iliopsoas pode ter benefícios relacionados às emoções. O psoas é conhecido como "músculo da alma" devido à sua conexão com as emoções e ao seu encurtamento em situações de estresse. O alongamento do psoas pode ajudar a liberar tensões emocionais, promovendo relaxamento e bem-estar. Além disso, ao melhorar a postura e aliviar a tensão lombar, o alongamento do psoas pode contribuir para uma sensação geral de equilíbrio emocional e físico.

QUAIS ALONGAMENTOS/EXERCÍCIOS USAR?

1. **DESCANSO CONSTRUTIVO (Fig. 21):** deite em decúbito dorsal (barriga para cima), flexione os joelhos e mantenha as solas (planta) dos pés em contato com o solo e afastados na largura do seu quadril, cruze os braços e cotovelos como se estivesse se abraçando e apenas relaxe o corpo. Quando estiver nesta posição, pense e imagine:
Traga à mente a imagem de toda a sua coluna, imagine uma linha de energia subindo e descendo por ela como se fosse um "zíper" abrindo quando solta o ar e fechando quando puxa o ar. Perceba o peso da sua cabeça e deixe a coluna relaxada, imagine como se estivesse "pendurado" pelos joelhos, imagine uma pequena cachoeira derrubando a água em suas pernas, mantenha este exercício por dez minutos, e, ao terminar, não se sente direto, role de lado e sente-se devagar com ajuda dos braços.

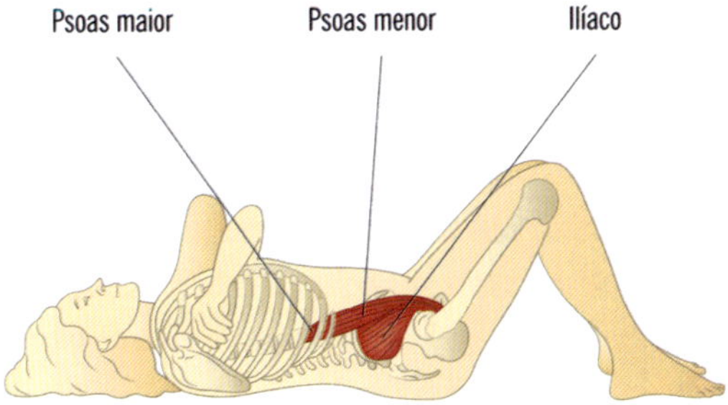

Fig. 21 – Descanso construtivo.

2. ALONGAMENTO SACROILÍACA (Fig. 22): deite em decúbito dorsal com membros inferiores estendidos e os superiores estendidos na altura do ombro lateralmente (formato de cruz). Flexione um joelho em direção ao tórax e deixe-o cruzar para o outro lado, movimente o quadril junto, mantenha sempre os ombros em contato com o solo sem forçar, faça três respirações mantendo a postura e repita do outro lado. Faça três vezes de cada lado.

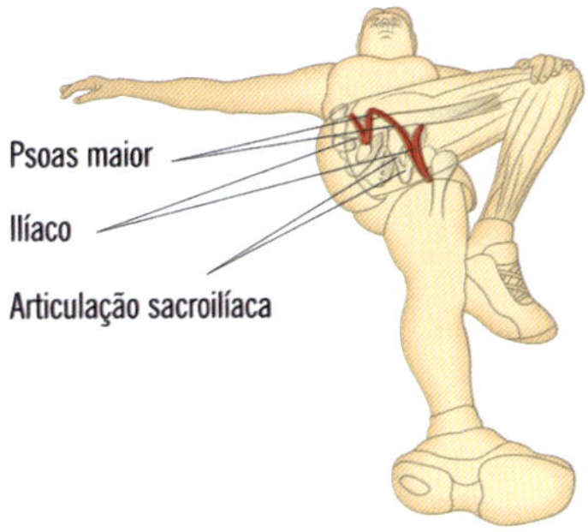

Fig. 22 – Alongamento com a perna cruzada.

3. FLEXÃO LATERAL (Fig. 23): trabalha os músculos laterais do corpo e do quadril. Fique em pé com os pés afastados, mantenha o corpo reto e as mãos entrelaçadas acima da cabeça com os braços estendidos. Incline-se para a esquerda ou para a direita, respire lenta e profundamente, inspirando em quatro segundos, segure o ar por sete segundos e solte-o em oito segundos, retornando à posição inicial. Repita três vezes de cada lado.

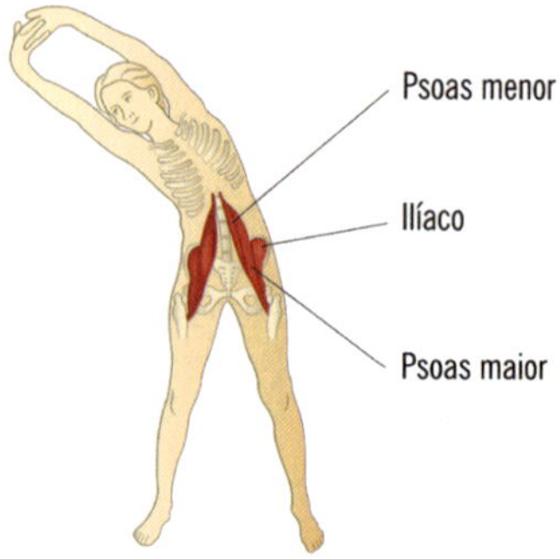

Fig. 23 – Flexão lateral.

4. **MOINHO DE VENTO (Fig. 24):** mantenha o corpo reto e abra os braços na altura do ombro, formando uma cruz. Mantendo as pernas retas, faça o movimento com a mão direita na direção do tornozelo esquerdo, girando e abaixando o tronco, levante-se e repita com o outro lado. Deve-se fazer o movimento de forma lenta enquanto solta o ar e elevar o corpo lentamente enquanto "puxa" o ar. Faça cinco vezes de cada lado.

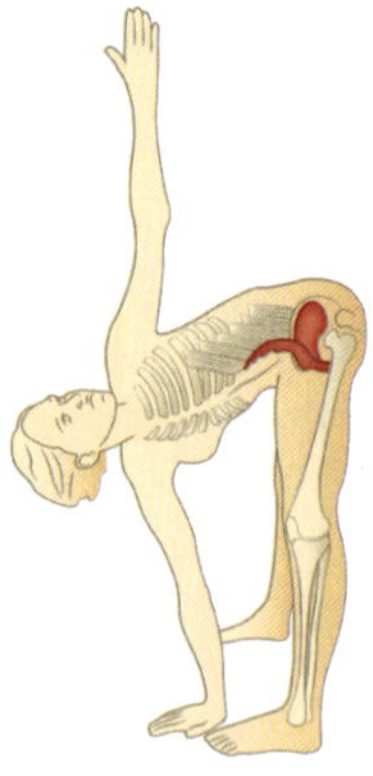

Fig. 24 – Moinho de vento.

5. **ALONGAMENTO ABDOMINAL POR ELEVAÇÃO DO TRONCO (Fig. 25):** deite-se em decúbito ventral (barriga para baixo) e posicione as mãos próximas dos ombros. Mantenha os quadris no

solo, olhe para a frente e levante o tronco esticando os cotovelos (faça no seu limite). Mantenha sempre o abdômen contraído.

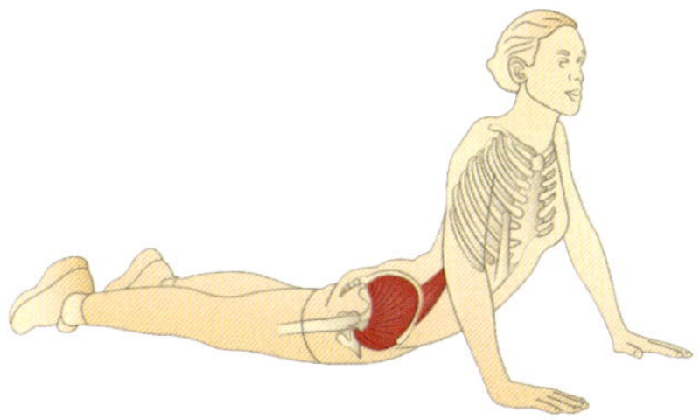

Fig. 25 – Alongamento abdominal por elevação do tronco.

6. **AVANÇO – alongamento do corredor (Fig. 26):** comece este exercício em pé. Coloque o pé esquerdo à frente, como se fosse avançar (andar), e o pé direito para trás da linha do corpo. Flexione o joelho da frente até alinhar com a ponta do pé esquerdo e dobre o joelho da outra perna até encostar no chão. A coluna deve estar sempre reta e as mãos podem se apoiar na perna para ajudar no equilíbrio. Mantenha a posição por 30 segundos e faça o mesmo do outro lado. Repetir três vezes de cada lado.

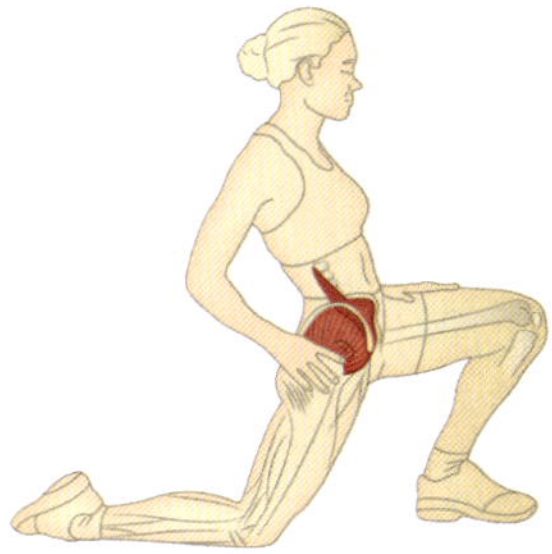

Fig. 26 – Avanço, o alongamento do corredor.

7. **POSTURA DA CRIANÇA (Fig. 27):** é uma postura de descanso para ser feita no meio dos exercícios. Alonga toda a região inferior da coluna vertebral. Por ser uma posição de repouso, deve-se manter-se na posição por 30 segundos e repetir três vezes, associada a uma respiração lenta, tranquila e profunda.

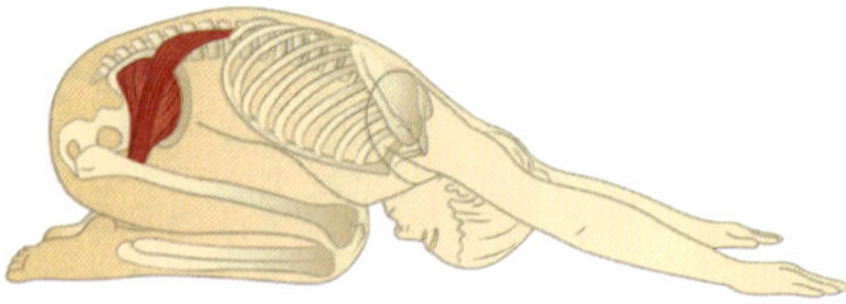

Fig. 27 – Postura da criança.

8. **POSTURA MEIA PONTE (Fig. 28):** auxilia no fortalecimento e estabilização da musculatura do abdômen e das costas. Ajuda no equilíbrio do corpo. Manter a posição por 30 segundos, repetir três vezes e, durante a postura, fazer uma respiração profunda, lenta e tranquila.

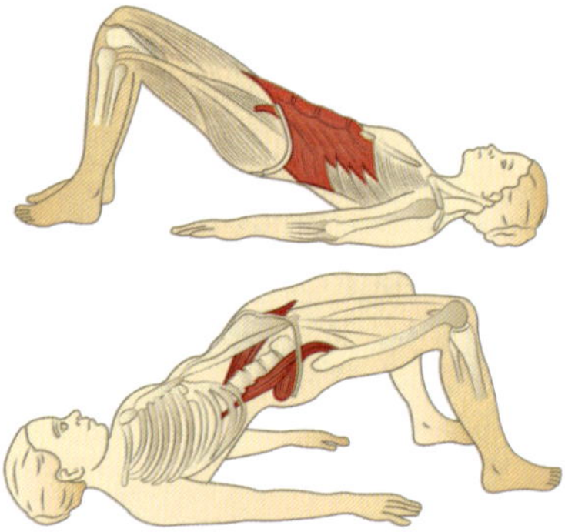

Fig. 28 – Postura meia ponte.

9. **POSTURA DO SAPATEIRO (Fig. 29):** sente-se em posição firme e imóvel; em seguida, afaste as pernas com os joelhos flexionados e direcionados para os lados. Mantenha as plantas dos pés encostadas e aproxime os calcanhares do seu quadril. Segure os tornozelos. Incline-se para a frente e mantenha a postura por 30 segundos, respirando lenta, profundamente e de forma tranquila. Repetir por três vezes.
Observação: pessoas com hérnias ou problemas nos discos não devem se inclinar para a frente, só se manter na postura.

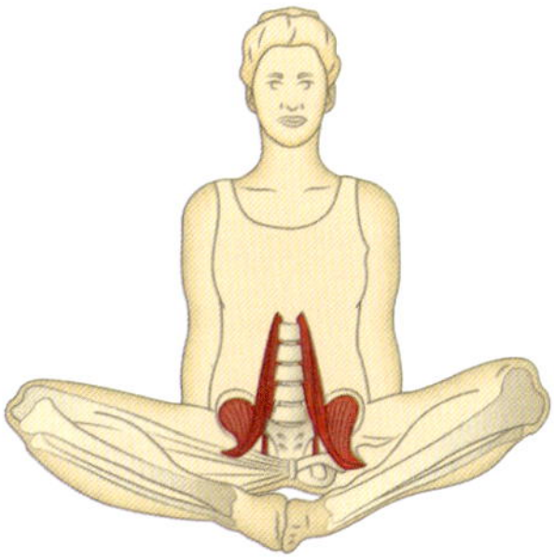

Fig. 29 - Postura do sapateiro.

10. **POSTURA DO GATO (Fig. 30):** este movimento se inicia na posição de quatro apoios, e deve-se coordenar os movimentos com a sua respiração. Deixe a coluna neutra (relaxada). Durante a expiração, "levante" a coluna enquanto abaixa a cabeça e o quadril. Ao inspirar, "inverta" a posição da coluna, eleve a cabeça e o quadril. A respiração deve ser lenta, profunda e tranquila, até encher ou esvaziar completamente o pulmão. Fazer estes movimentos por dez vezes seguidas.

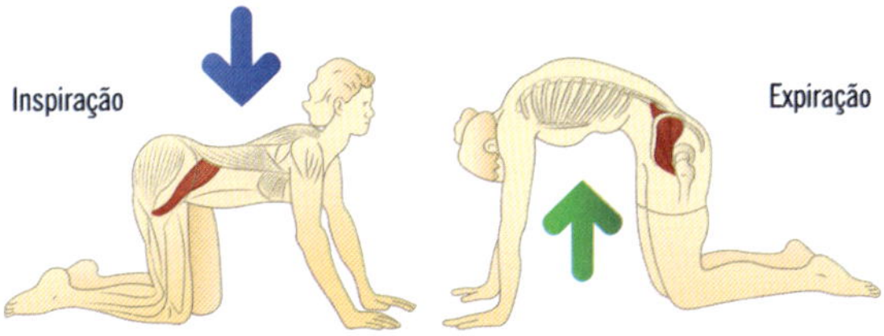

Fig. 30 – Postura do gato.

11. **POSTURA DA COBRA (Fig. 31):** deite-se em decúbito ventral (barriga para baixo) com as mãos posicionadas embaixo dos ombros e cotovelos colados ao corpo, pernas estendidas e dorso do pé encostado no chão. Levante a cabeça e o tronco usando os músculos do tronco e não das mãos. Mantenha o quadril em contato com o solo, faça uma respiração lenta, profunda e tranquila e mantenha a posição por dez segundos, repita por três vezes a posição. Faça no seu limite, sem provocar desconforto ou dor.

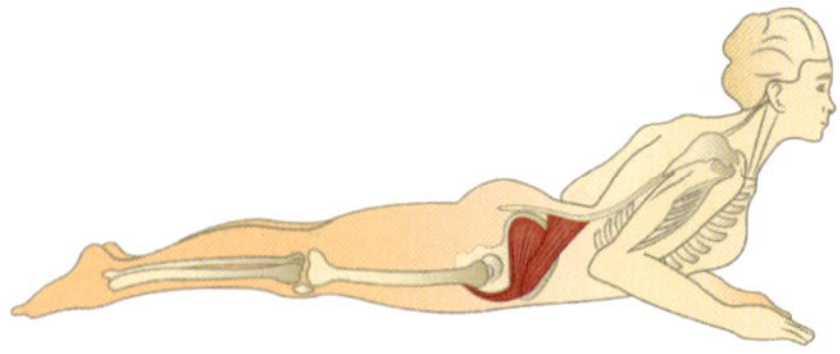

Fig. 31 – Postura da cobra.

12. POSTURA DO CACHORRO OLHANDO PARA CIMA (Fig. 32): começa igual à postura da cobra (acima), mas com as pernas um pouco mais afastadas (sem exagero). Levante a cabeça, o tórax e o quadril do solo com o abdômen contraído. Caso se sinta à vontade, tire os joelhos do chão também, deixando apenas o dorso do pé e as mãos em contato com o solo. Mova os ombros para trás e olhe para cima. Mantenha a posição por 30 segundos, respirando lenta, profunda e tranquilamente até encher e esvaziar por completo os pulmões. Repita a postura três vezes.

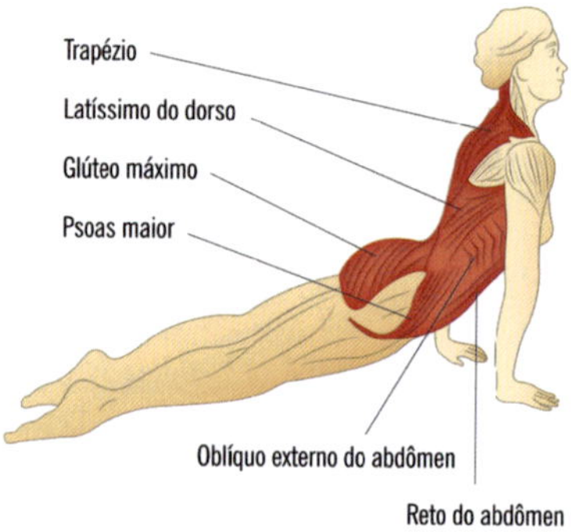

Fig. 32 – Cachorro olhando para cima.

É importante ressaltar que o alongamento deve ser realizado de forma adequada e segura, respeitando os limites do corpo e evitando qualquer dor excessiva. Consultar um profissional de saúde, como um fisioterapeuta ou instrutor de ioga, pode ajudar a obter orientações específicas para o alongamento adequado dos músculos.

Em conclusão, o alongamento regular dos músculos pode beneficiar não apenas a flexibilidade e o desempenho físico, mas também a saúde emocional. O alongamento dos músculos do pescoço e ombros, das costas, do quadril e glúteos, do abdômen e das pernas pode ajudar a reduzir a tensão muscular, aliviar o estresse e promover uma sensação de relaxamento e bem-estar. As referências científicas citadas fornecem evidências do potencial terapêutico do alongamento para a saúde emocional. Lembre-se sempre de praticar o alongamento de forma segura e consultar um profissional de saúde qualificado para obter orientação personalizada.

EXERCÍCIOS PARA REGULAÇÃO DO SISTEMA NERVOSO AUTÔNOMO E NERVO VAGO

Já sabemos da importância do nervo vago e do sistema nervoso autônomo (SNA) para a regulação do humor, das emoções e no funcionamento de órgãos vitais como o intestino, fígado, rins e pulmões. Mas como fazer em casa exercícios que ajudem na regulação e alívio dos sinais e sintomas da disautonomia do sistema como um todo?

A seguir, passarei exercícios que considero simples e fáceis de realizar, para que você possa, de certa forma, se autorregular, organizando assim suas reações físicas emocionais. Estes exercícios foram retirados do livro *O poder curativo do nervo vago*, de Stanley Rosenberg, e te ajudarão a manter um nível de equilíbrio e um bem-estar geral.

1. EXERCÍCIO BÁSICO (Fig. 33)

- Deite-se confortavelmente de costas e entrelace os dedos das mãos. Apoie a parte de trás de sua cabeça, sinta e perceba o peso e a dureza do crânio (Fig. 33).
- Mantenha a cabeça reta, na linha média, olhando para cima. A partir daí, olhe para a direita (sem virar a cabeça) o máximo que conseguir e mantenha a posição até engolir, bocejar ou suspirar. Este é o sinal de que o seu sistema está "relaxando". Inspire e expire com calma, devagar e profundamente. Volte o seu olhar para a frente.
- Deixe as mãos no mesmo lugar e agora olhe para a esquerda, o máximo que conseguir, e mantenha-se assim até sentir um suspiro, bocejo ou deglutição.

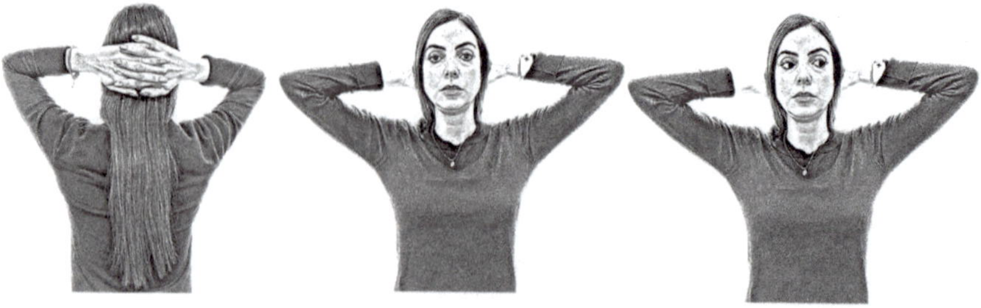

Fig. 33 – Postura deitada, com mãos entrelaçadas e cabeça na linha média. Com a cabeça reta, olhe para um lado e depois para o outro.

Observação: ficar tonto ao se levantar ou sentar após este exercício pode indicar queda da pressão arterial, então aguarde sentado por um ou dois minutos para que a pressão se normalize.

2. EXERCÍCIO DE LIBERAÇÃO MIOFASCIAL (Fig. 34)

- Sentado, coloque o dedo em cima do osso da base da cabeça (occipital). Com o dedo, exerça uma leve pressão na base do crânio até sentir o osso. Teste a capacidade de movimentar a pele para a direita e para a esquerda (sem deslizar o dedo na pele), movimente a pele com o dedo para a esquerda e para direita, voltando à posição neutra.
- Em que direção encontrou mais resistência?
- Deslize o dedo para o lado de maior resistência e pare ao sentir que "travou", segure até sentir a pele "soltando" ou tiver um suspiro, ou engolir. Repita a técnica do outro lado.

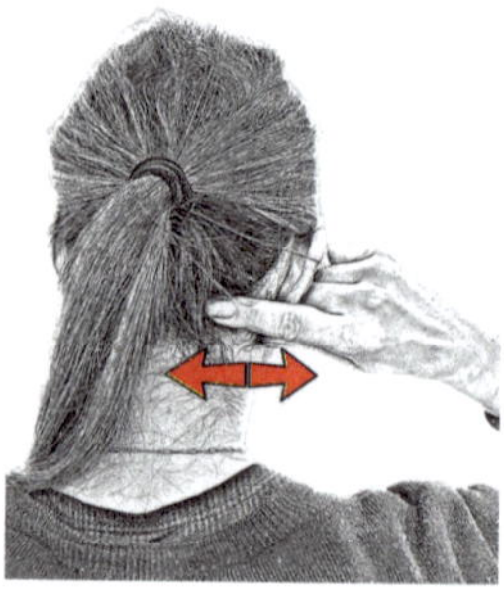

Fig. 34 – Técnica de liberação miofascial.

3. OS EXERCÍCIOS DA SALAMANDRA

A) Meia salamandra (Fig. 35)

- Sente-se em uma posição confortável, mantenha a cabeça sempre reta, como se olhasse para a frente.
- Deixe que apenas seus olhos virem para a esquerda. Com o rosto ainda reto, incline a cabeça como se quisesse encostar o ouvido esquerdo no ombro esquerdo, sem movimentar o ombro na direção.
- Mantenha a postura de 30 a 60 segundos. Volte a cabeça à posição neutra e traga os olhos de novo para a frente.
- Agora deixe que apenas seus olhos virem para a direita, com o rosto ainda reto, e incline a cabeça como se quisesse encostar o ouvido direito no ombro direito, sem movimentar o ombro na direção.
- Mantenha a postura de 30 a 60 segundos.
- Repita três vezes de cada lado.

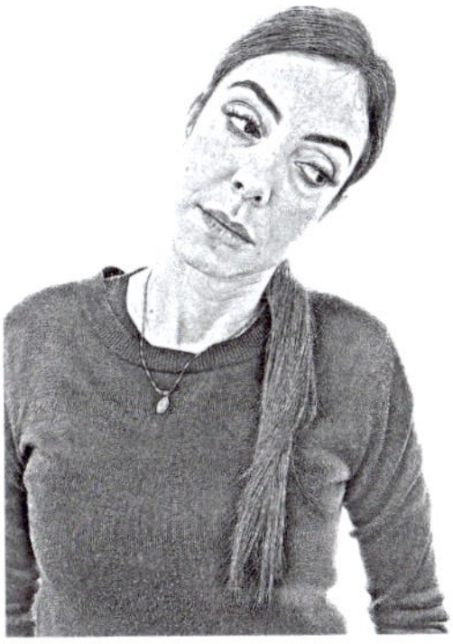

Fig. 35 – Meia salamandra com olhar para a esquerda.

B) Meia salamandra (Fig. 36 – variação)

- Nesta variação, siga as mesmas instruções do exercício anterior, mas, quando olhar para a esquerda, mova sua orelha direita na direção do ombro direito sem elevar o ombro.
- Mantenha a posição por 30-60 segundos e faça o mesmo do outro lado.
- Repita três vezes de cada lado.

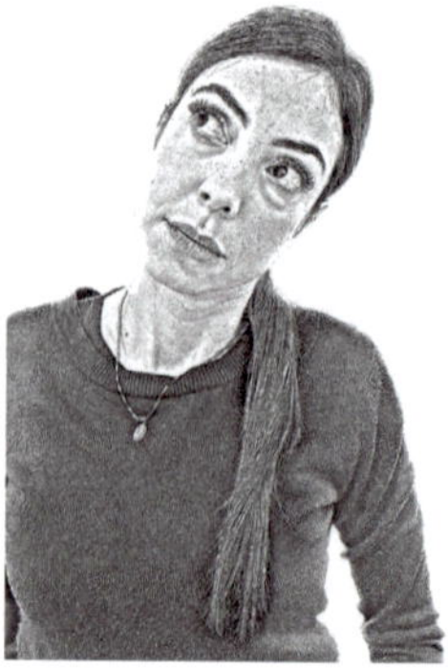

Fig. 36 – Meia salamandra (variação) com olhar para a direita.

C) Salamandra plena (Fig. 37)

- Coloque-se de quatro, apoiando o peso do corpo nas mãos e nos joelhos. Deixe a cabeça reta, alinhando coluna e orelhas. Posicione a cabeça de uma maneira neutra.
- Movimente sua cabeça de modo a aproximar a orelha direita do ombro direito, deixando a cabeça neutra, sem girar. Do mesmo jeito do exercício anterior, mas em posição de engatinhar, em vez de sentado.
- Olhe para o lado direito o máximo que conseguir sem girar a cabeça.
- Mantenha a posição de 30-60 segundos e faça do mesmo jeito do outro lado.
- Repita três vezes de cada lado.

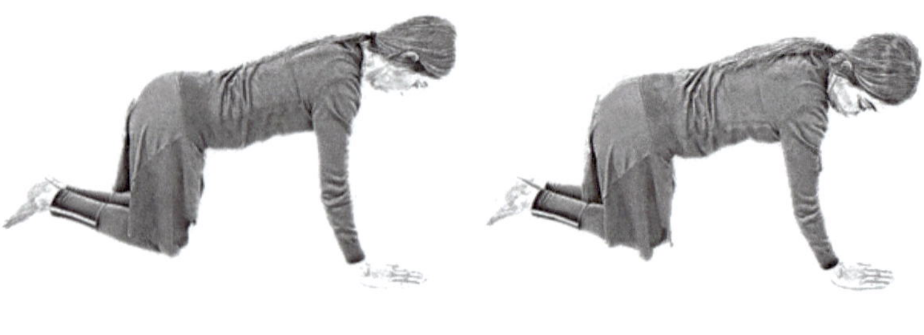

Fig. 37 – Posição da salamandra plena com a cabeça neutra e depois levando a orelha direita em direção ao ombro direito.

4. EXERCÍCIO PARA LIBERAÇÃO DO PESCOÇO (Fig. 38)

- Deite-se de barriga para baixo, de forma que a cabeça fique erguida e os braços apoiando o corpo. Rode a cabeça para a direita enquanto for confortável.
- Mantenha por 60 segundos.
- Traga a cabeça de volta ao centro.
- Faça a mesma rotação da cabeça para a esquerda durante o tempo que for confortável.
- Mantenha por 60 segundos.
- Repita três vezes de cada lado.

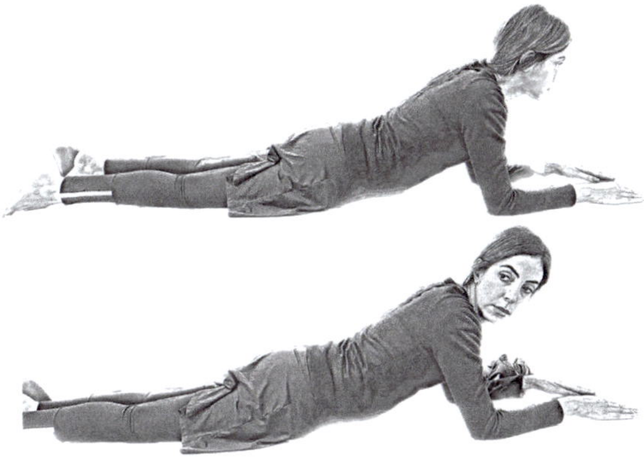

Fig. 38 – Liberação do pescoço.

5. EXERCÍCIO PARA TORCER E GIRAR O TRAPÉZIO (Fig. 39)

- Sente-se de maneira confortável em um banco ou na beirada da cama. Mantenha o rosto sempre virado para a frente, cruze os braços com as mãos pousadas levemente nos cotovelos.
- Na primeira parte, mova-se rapidamente para a esquerda e para a direita nesta posição, sem parar e sem mover as ancas. Faça-o de forma que os braços deslizem sobre o seu abdômen.
- Faça isto três vezes, sem fazer força e sem parar o movimento; deixe os ombros relaxados.

- A segunda parte é como a primeira, porém com os braços na altura do ombro, do coração; rode rapidamente da esquerda para a direita, sem interromper o movimento.
- Faça isso três vezes, sem fazer força e sem parar o movimento; deixe os braços na altura do ombro.
- Na terceira parte, erga os cotovelos tão alto quanto puder de modo confortável. Repita os movimentos.
- Faça isso três vezes, sem fazer força e sem parar o movimento.

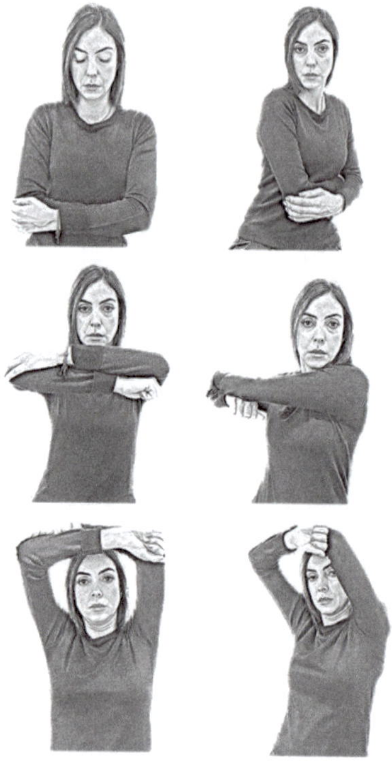

Fig. 39 – Exercício para torcer e girar o trapézio.

6. EXERCÍCIO DE ELEVAÇÃO DA PERNA ESTENDIDA (Fig. 40)

- Parte um: deite-se de barriga para cima, dobre uma das pernas e mantenha a outra esticada, abrace a perna erguida, segurando-a na parte de trás, próxima ao joelho. Deixe a perna relaxada inicialmente.

- Parte dois: estique a perna o máximo que puder sem desconforto, pare a perna e comece a dar "pequenos chutes", fazendo um movimento de ida e volta com a perna elevada. Você sentirá como se um "fio" estivesse sendo tracionado na parte posterior da perna.
- Mantenha esse movimento de "chutes" por 60 segundos.
- Repita três vezes com cada perna.

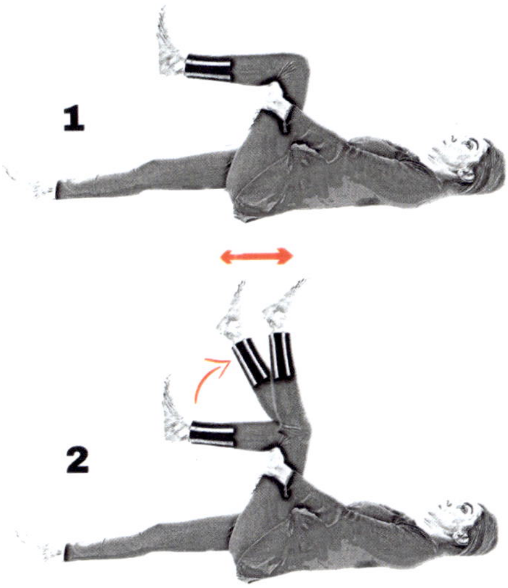

Fig. 40 – Exercício de elevação da perna estendida.

O CORPO HUMANO: UMA MÁQUINA COMPLEXA E O EQUILÍBRIO ESSENCIAL PARA A VIDA

O corpo humano é uma máquina incrível, composta por uma intrincada rede de sistemas que trabalham em conjunto para proporcionar uma experiência única de vida. Assim como uma máquina bem cuidada, nosso corpo também requer revisões periódicas para garantir um passeio tranquilo ao longo de sua jornada.

O equilíbrio entre corpo, mente e espírito é fundamental para o bem-estar geral. Cada parte está conectada e influencia as demais. Da mesma forma que uma unha encravada pode enviar sinais ao cérebro, emoções e pensamentos também têm impacto sobre o funcionamento de órgãos e glândulas de defesa.

No mundo moderno, estamos constantemente expostos a agentes estressores, sejam eles eletromagnéticos, tóxicos ou emocionais. A pressão pela perfeição e a busca incessante por sermos mais do que humanos nos afeta profundamente. É importante lembrar que falhas são naturais e devemos nos perdoar por cometer erros.

Neste contexto, é essencial cuidarmos de nós mesmos, praticando técnicas que nos permitam aliviar o estresse e encontrar o equilíbrio. Deus nos concedeu conhecimentos e ferramentas para nos ajudarmos mutuamente. Lembre-se de que você nunca está sozinho; todos somos instrumentos de uma força maior.

A mudança de pensamentos negativos e o alívio do acelerador são fundamentais. Cuide-se e não hesite em buscar ajuda, se necessário. Existem diversas técnicas terapêuticas, como a fisioterapia integrativa, microfisioterapia, hipnoterapia, acupuntura, terapia manual, PNL e outras, que podem transformar sua vida.

Lembre-se de que você não está sozinho(a). Juntos, podemos alcançar resultados surpreendentes. Continuo aqui, como um guia, para auxiliá-lo(a) em sua trajetória rumo ao equilíbrio da saúde física e emocional. Nunca desista de buscar uma vida plena e equilibrada. Acredite em si mesmo(a) e no poder de transformação que há dentro de você. Nossa próxima jornada nos espera, e estarei aqui para caminhar ao seu lado.

Mantenha o foco no bem-estar do corpo, da mente e do espírito. E lembre-se sempre: você é completo(a) e merece conduzir uma vida repleta de saúde e harmonia. "Acredite em Deus e faça a sua parte, que o milagre virá." Algumas vezes, o milagre se manifesta por meio das técnicas terapêuticas que praticamos no consultório. Nós somos um time e, juntos, somos mais fortes. Não desista jamais; sempre há esperança. Um grande abraço no coração e nos encontraremos na próxima jornada.

AÍ ESTÁ A FÓRMULA DO MILAGRE E OS PILARES PARA UMA VIDA PLENA…

Referências

A DEPRESSÃO é a principal causa de incapacidade em todo o mundo. *Grupo IBES*, 30 set. 2022. Disponível em: https://www.ibes.med.br/a-depressao-e-a-principal-causa-de-incapacidade-em-todo-o-mundo/. Acesso em: 23 nov. 2024.

ACIOLI, J.; NORRIS, C. J. Emotional isolation predicts autonomic hyperarousal in response to social stress. *Journal of Psychophysiology*, v. 32, n. 1, p. 9-18, 2018.

ALMQUIST, M.; LANDAHL, E.; EKLUND, C. Magnesium and vitamin E intake and risk of depression: a longitudinal study. *Journal of Nutritional Science*, v. 9, p. 1-10, 2020.

ANGLIN, R. E. *et al.* Vitamin D deficiency and depression in adults: systematic review and meta-analysis. *The British Journal of Psychiatry*, Londres, v. 202, n. 2, p. 100-107, 2013.

APPLETON, K. M. *et al.* A randomized controlled trial investigating the effects of mediterranean diet and aerobic exercise on cognition in cognitively healthy older people living independently within aged care facilities: the Lifestyle Intervention in Independent Living Aged Care (LIILAC) study protocol [ACTRN12614001133628]. *Nutritional Journal* [on-line], v. 16, n. 1, p. 1-11, 2017.

ARRUDA, M. *Desbloqueie o poder da sua mente*. São Paulo: Gente, 2018.

BAARS, B. J. Global workspace theory of consciousness: toward a cognitive neuroscience of human experience. *Progress in Brain Research*, n. 150, p. 45-53, 2005.

BAGLIONI, C. *et al.* Insomnia as a predictor of depression: a meta-analytic evaluation of longitudinal epidemiological studies. *Journal of Affective Disorders* [on-line], v. 135, n. 1-3, p. 10-19, 2011.

BANDLER, R.; GRINDER, J. *A estrutura da magia I*: um livro sobre linguagem e terapia. Summus, 2010.

BARKER, D. J. *et al.* Fetal nutrition and cardiovascular disease in later life. *British Medical Bulletin, Londres*, v. 51, n. 3, p. 907-921, 1995.

BARREA, L. *et al.* Environmental pollutant organochlorine pesticides: known impact on gut microbiota, new spectra toward microbiota unaware diseases. *International Journal of Environmental Research and Public Health* [on-line], v. 17, n. 15, p. 5518, 2020.

BEEZHOLD, B. *et al.* Vegans report less stress and anxiety than omnivores. *Nutritional Neuroscience* [on-line], v. 18, n. 7, p. 289-296, 2015.

BEDROSIAN, T. A.; NELSON, R. J. Influence of the modern light environment on mood. *Molecular Psychiatry*, v. 18, n. 7, p. 751-757, 2013.

BENEDETTI, F. *et al.* Morning sunlight reduces length of hospitalization in bipolar depression. *Journal of Affective Disorders* [on-line], v. 76, n. 1-3, p. 385-388, 2003.

BEN-SHLOMO, Y.; KUMAR, S.; SMITH, G. D. The role of patient engagement in health outcomes: a review of evidence. *Journal of General Internal Medicine*, v. 21, n. 3, p. 223-229, 2006.

BERGAMASCHI, R. *et al.* Air pollution and immune-mediated diseases: a review of epidemiological and experimental findings. *Frontiers in Immunology* [on-line], v. 9, p. 714, 2018.

BLACK, D. S. *et al.* Mindfulness meditation and improvement in sleep quality and daytime impairment among older adults with sleep disturbances: a randomized clinical trial. *JAMA Internal Medicine* [on-line], v. 175, n. 4, p. 494-501, 2015.

BOOTH, A.; ROBERTS, J. L.; LUMMIS, H. Lycopene and its potential role in the prevention of depression: a review. *Journal of Nutritional Biochemistry*, v. 24, n. 3, p. 1-9, 2013.

BRODY, S. Nutritional biochemistry of tryptophan in health and disease. *Molecular Aspects of Medicine* [on-line], v. 23, n. 4-6, p. 471-548, 2002.

BRUCE, A.; YOUNG, A. *In the mind's eye*: vision and the kaleidoscope of memory. Oxford: Oxford University Press, 2012.

BUTLER, D. S. *Mobilização do sistema nervoso*. São Paulo: Manole, 2003.

CALDERÓN-GARCIDUEÑAS, L. *et al.* A major children's health crisis: cross-sectional description of environmental risk contributors to neurodevelopmental abnormalities in childhood in the us-mexico border region. *Journal of Clinical Medicine* [on-line], v. 8, n. 3, p. 407, 2019.

CALDERÓN-GARCIDUEÑAS, L. *et al.* Air pollution and brain damage. *Toxicologic Pathology* [on-line], v. 30, n. 3, p. 373-389, 2002.

CALDERÓN-GARCIDUEÑAS, L. *et al.* Air pollution and children: neural and tight junction antibodies and combustion metals, the role of barrier breakdown and brain immunity in neurodegeneration. *Journal of Alzheimer's Disease* [on-line], v. 43, n. 3, 2015.

CAMPOS, F. M. *et al.* The role of mitochondria in skin inflammation and oxidative stress. *Journal of Dermatological Science*, v. 100, n. 3, p. 215-225, 2020.

CAPPUCCIO, F. P. *et al.* Sleep duration predicts cardiovascular outcomes: a systematic review and meta-analysis of prospective studies. *European Heart Journal* [on-line], v. 32, n. 12, p. 1484-1492, 2011.

CAREY, I. M. *et al.* Relationship between road traffic noise and prevalence of coronary heart disease. *Environment International* [on-line], v. 108, p. 1-7, 2017.

CERDÁ, M. *et al.* Persistent cannabis use and intrauterine exposure: impact on child behavior and psychopathology from infancy to adulthood. *Environmental Health Perspectives* [on-line], v. 122, n. 3, p. 255-261, 2014.

CHANG, C. J. *et al.* A nationwide population-based study confirms the detrimental effects of air pollution on mental disorders. *Journal of Clinical Psychiatry* [on-line], v. 79, n. 2, p. 16m11343, 2018.

CHEN, Y. *et al.* Mitochondrial dysfunction in liver diseases and potential therapeutic strategies. *Journal of Hepatology*, v. 58, n. 1, p. 142-151, 2013.

CHEN, Y.; WANG, Z.; CHEN, X. Mitochondrial dynamics in intestinal homeostasis and disease. *Nature Reviews Gastroenterology & Hepatology*, v. 16, n. 6, p. 383-398, 2019.

CHROUSOS, G. P. Stress and disorders of the stress system. *Nature Reviews Endocrinology* [on-line], v. 5, n. 7, p. 374-381, 2009.

CRYAN, J. F.; DINAN, T. G. Mind-altering microorganisms: the impact of the gut microbiota on brain and behaviour. *Nature Reviews Neuroscience*, v. 13, n. 10, p. 701-712, 2012.

CRYAN, J. F.; DINAN, T. G. Gut-brain axis and the microbiota. *The Journal of Physiology*, v. 595, n. 2, p. 489-503, 2017.

DALEY, M. *et al.* Economic burden of insomnia for the treatment of a managed care population: an analysis of data from a large US health plan. *Sleep Medicine*, v. 10, n. 1, p. 87-94, 2009.

DAMASIO, A. *Descartes' error*: emotion, reason, and the human brain. Londres: Penguin Books, 1994.

DANDONA, P. *et al.* Metabolic syndrome: a comprehensive perspective based on interactions between obesity, diabetes, and inflammation. *Circulation* [on-line], v. 111, n. 11, p. 1448-1454, 2005.

DASH, S. *et al.* Omega-3 fatty acids and cardiovascular health. *Journal of Cardiovascular Nursing* [on-line], v. 31, n. 1, p. 55-71, 2016.

DAVIS, C. *et al.* A mediterranean diet lowers blood pressure and improves endothelial function: results from the medley randomized intervention trial. The *American Journal of Clinical Nutrition*, Nova Iorque, v. 101, n. 7, p. 1328-1337, 2015.

DEPRESSIVE disorder (depression). *World Health Organization*, 31 mar. 2023. Disponível em: www.who.int/news-room/fact-sheets/detail/depression. Acesso em: 4 dez. 2024.

DIAS, B. G.; RESSLER, K. J. Parental olfactory experience influences behavior and neural structure in subsequent generations. *Nature Neuroscience*, v. 17, n. 1, p. 89-96, 2014.

DUHIGG, C. *O poder do hábito*: por que fazemos o que fazemos na vida e nos negócios. São Paulo: Objetiva, 2012.

EAGLEMAN, D. M. *Incognito*: the secret lives of the brain. Londres: Vintage, 2011.

EKMAN, P. An argument for basic emotions. *Cognition & Emotion* [on-line], v. 6, n. 3-4, p. 169-200, 1992.

EPSTEIN, G. *Imagens que curam*. São Paulo: Ágora, 1989.

ERICKSON, M. H. *Hipnoterapia*: um manual para clínicos. Porto Alegre: Artmed, 2015.

EZE, I. C. *et al.* Air pollution and diabetes association: modification by type 2 diabetes genetic risk score. *Environment International* [on-line], v. 94, p. 263-271, 2016.

FERNÁNDEZ-MENDOZA, J. *et al.* Sleep misperception and chronic insomnia in the general population: role of objective sleep duration and psychological profiles. *Psychosomatic Medicine* [on-line], v. 73, n. 1, p. 88-97, 2012.

FIGUEIRO, M. G. *et al.* Lighting and perceptual cues: effects on gait measures of older adults at high and low risk for falls. *BMC Geriatrics* [on-line], v. 11, n. 49, 2011.

FORD, E. S. *et al.* Healthy living is the best revenge: findings from the european perspective investigation into cancer and nutrition-potsdam study. *Archives of Internal Medicine* [on-line], v. 169, n. 15, p. 1355-1362, 2009.

FREUD, S. The Unconscious. *In*: STRACHEY, J. *et al. The standard edition of the complete psychological works of sigmund freud, volume xiv (1914-1916):* on the history of the psycho-analytic movement, papers on metapsychology and other works. Londres: Hogarth Press, 1957.

FUENTES, K. *et al.* The mediterranean diet and its association with a reduced risk of pain: a cross-sectional study. *Journal of Pain Research* [on-line], v. 11, p. 1131-1140, 2018.

GALLESE, V.; SINIGAGLIA, C. What is so special about embodied simulation? *Trends in Cognitive Sciences*, v. 15, n. 11, p. 512-519, 2011.

GAUDERMAN, W. J. *et al.* Association between air pollution and lung function growth in southern california children: results from a second cohort. *American Journal of Respiratory and Critical Care Medicine* [on-line], v. 166, n. 1, p. 76-84, 2002.

GIBSON, P. R. *et al.* Review article: fodmaps, prebiotics and gut health - the fodmap hypothesis revisited. *Alimentary Pharmacology & Therapeutics* [on-line], v. 52, n. 2, p. 233-246, 2020.

GOLDIN, P. R. *et al.* The neural bases of emotion regulation: reappraisal and suppression of negative emotion. *Biological Psychiatry* [on-line], v. 63, n. 6, p. 577-586, 2007.

GRANDJEAN, P.; LANDRIGAN, P. J. Neurobehavioral effects of developmental toxicity. *The Lancet Neurology*, Londres, v. 13, n. 3, p. 330-338, 2014.

GROSSO, G. *et al.* Role of omega-3 fatty acids in the treatment of depressive disorders: a comprehensive meta-analysis of randomized clinical trials. *PLoS One* [on-line], v. 9, n. 5, e96905, 2014.

GUARNIERI, M.; BALMES, J. R. Outdoor air pollution and asthma. *The Lancet*, Londres, v. 383, n. 9928, p. 1581-1592, 2014.

GUXENS, M. *et al.* Air pollution exposure during fetal life, brain morphology, and cognitive function in school-age children. *Biological Psychiatry* [on-line], v. 84, n. 4, p. 295-303, 2018.

GUYTON, A. C.; HALL, J. E. *Tratado de fisiologia médica*. Porto Alegre: Elsevier, 2015.

HALL, A. M.; UNWIN, R. J. The role of mitochondria in kidney disease. Nephron Clinical Practice, v. 133, n. 2, p. 105-112, 2016.

HARTIG, T. *et al.* Nature and Health. *Annual Review of Public Health* [on-line], v. 35, p. 207-228, 2014.

HAUSENBLAS, H. A.; SZABO, A. N.; TRABER, M. G. Saffron (*Crocus sativus L.*) and major depressive disorder: a meta-analysis of randomized clinical trials. *Journal of Integrative Medicine*, v. 11, n. 6, p. 377-383, 2013.

HASSANZADEH, P. *et al.* The effects of vitamin D supplementation on pain and quality of life in patients with chronic widespread pain: a systematic review and meta-analysis. *Pain Physician* [on-line], v. 23, n. 5, p. 413-428, 2020.

HENNIG, B. *et al.* Environmental toxicants and the developing brain: an overview of the current state of knowledge. *Journal of Public Health* [on-line], v. 27, n. 4, p. 421-430, 2019.

HOFMANN, S. G. *et al.* The effect of mindfulness-based therapy on anxiety and depression: a meta-analytic review. *Journal of Consulting and Clinical Psychology* [on-line], v. 78, n. 2, p. 169-183, 2010.

HOLICK, M. F. Sunlight and vitamin D for bone health and prevention of autoimmune diseases, cancers, and cardiovascular disease. *The American Journal of Clinical Nutrition* [on-line], v. 80, n. 6, p. 1678S-1688S, 2004.

HÖLZEL, B. K. *et al.* Mindfulness practice leads to increases in regional brain gray matter density. *Psychiatry Research: Neuroimaging* [on-line], v. 191, n. 1, p. 36-43, 2011.

HOSSAIN, J. L.; SHAPIRO, C. M. The prevalence, cost implications, and management of sleep disorders: an overview. *Sleep and Breathing*, v. 13, n. 3, p. 245-254, 2009.

HOSSAIN, J. L.; SHAPIRO, C. M.; SATEIA, M. J. Mental health services in the university setting. *Current Psychiatry Reports* [on-line], v. 11, n. 6, p. 454-461, 2009.

HOUAISS, *Dicionário Houaiss*. São Paulo: Universo Online, c2024.

JACKA, F. N. *et al. Changing your thoughts*: the Impact of a brief mindfulness training. 2017. Disponível em: https://bmcmedicine.biomedcentral.com/articles/10.1186/s12916-017-0791-y. Acesso em: 12 dez. 2024.

JAMES, S. *et al.* The impact of nocturnal light exposure on melatonin suppression and circadian rhythms: implications for depression. *Journal of Affective Disorders*, v. 238, p. 402-408, 2018.

KASHDAN, T. B. *et al.* Gratitude and the contextual experience of life satisfaction: testing the additive and interactive effects of gratitude and meaning in life. *Journal of Positive Psychology* [on-line], v. 6, n. 2, p. 96-106, 2011.

KENG, S. L. *et al.* Effects of mindfulness on psychological health: a review of empirical studies. *Clinical Psychology Review* [on-line], v. 31, n. 6, p. 1041-1056, 2011.

KERN, D. S.; STANLEY, B. D.; BARBOSA, D. The role of dietary magnesium, iron, and zinc in mood and cognitive function. *Journal of Nutritional Biochemistry*, v. 18, n. 4, p. 239-247, 2007.

KIM, K. H. *et al.* Air pollution and suicide in 10 cities in northeast asia: a time-stratified case-crossover analysis. *Environmental Health Perspectives* [on-line], v. 126, n. 3, p. 037002, 2018.

KIM, M. S. *et al.* Associations of air pollution exposure with attention deficit hyperactivity disorder in korean children: a nationwide population-based study. *Journal of Child Psychology and Psychiatry* [on-line], v. 59, n. 6, p. 670-678, 2018.

KNUTSON, K. L. *et al.* Role of sleep duration and quality in the risk and severity of type 2 diabetes mellitus. *Archives of Internal Medicine* [on-line], v. 166, n. 16, p. 1768-1774, 2006.

KONAKCHIEVA, R.; GRIGOROVA, N. Melatonin effects on anxiety: Focus on serotonin receptors. *Journal of Neuroendocrinology*, v. 28, n. 10, p. 1-10, 2016.

KRIKORIAN, R. *et al.* Blueberry supplementation improves memory in older adults. *Journal of Agricultural and Food Chemistry*, v. 58, n. 7, p. 3996-4000, 2010.

KURTZ, R. *O corpo revela*. São Paulo: Summus Editorial, 1989.

LASSALE, C. *et al.* Adherence to a mediterranean diet is associated with lower incidence of frailty: a longitudinal cohort study. *Clinical Nutrition* [on-line], v. 37, n. 5, p. 1492-1497, 2018.

LEDOUX, J. E. *The emotional brain*: the mysterious underpinnings of emotional life. Nova Iorque: Simon & Schuster, 1996.

LEE, J. H. *et al.* Association between ambient air pollution and allergic diseases among korean children: a nationwide population-based study. *Journal of Korean Medical Science*, Seul, v. 32, n. 3, p. 400-406, 2017.

LEE, H. J. *et al.* Mitochondrial function in skin and the pathophysiology of aging. *Experimental Dermatology*, v. 29, n. 1, p. 1-12, 2020.

LÉGER, D. *et al.* Impact of sleep disorders on quality of life and economic consequences. *European Psychiatry*, v. 16, n. 5, p. 335-344, 2001.

LÉGER, D. *et al.* Medical and socio-professional impact of insomnia. *Sleep* [on-line], v. 25, n. 6, p. 625-629, 2002.

LEMOINE, P.; ZISAPEL, N. Melatonin and serotonin: understanding their role in mood disorders. *Journal of Psychiatric Research*, v. 46, n. 4, p. 474-482, 2012.

LENG, J. *et al.* Effects of air pollution on the risk of neuropsychiatric diseases: epidemiological evidence. *Journal of Environmental Sciences* [on-line], v. 87, p. 25-33, 2020.

LEWY, A. J. *et al.* Morning vs. evening light treatment of patients with winter depression. *Archives of General Psychiatry*, v. 55, n. 10, p. 890-896, 1998.

LI, N. *et al.* Mitochondrial metabolism in the pulmonary detoxification of airborne pollutants. *Toxicology Letters*, v. 305, n. 1, p. 29-37, 2019.

LINNAEUS, C. *Systema Naturae*. 1. ed. Leiden: Lugduni Batavorum, 1735.

LIPTON, B. *A biologia da crença*. São Paulo: Hay House, 2008.

LIU, C. Y. *et al.* The association between fruit and vegetable consumption and mental health disorders: evidence from five waves of a national survey of canadians. *Preventive Medicine* [on-line], v. 93, p. 139-145, 2016.

LOPRESTI, A. L.; MAHER, C. G.; GOMES, S. Curcumin for the treatment of depression: a review of its therapeutic potential. *Journal of Affective Disorders*, v. 167, p. 368-384, 2014.

MACLEAN, P. D. *The triune brain in evolution: role in paleocerebral functions*. Nova Iorque; Londres: Springer Science & Business Media, 1990.

MAROON, J. C. *et al.* Omega-3 fatty acids (fish oil) as an anti-inflammatory: an alternative to nonsteroidal anti-inflammatory drugs for discogenic pain. *Surgical Neurology International* [on-line], v. 65, n. 4, p. 326-331, 2006.

MARTIN, K. R. *et al.* Acute effects of yoga on symptoms and function in individuals with fibromyalgia. *Journal of Alternative and Complementary Medicine* [on-line], v. 21, n. 3, p. 110-116, 2015.

MARTINEZ, M. *The mindbody self.* Londrina: Instituto Salgado, 2017.

MARTINEZ-GONZALEZ, M. A. *et al.* Mediterranean diet and age-related cognitive decline: a randomized clinical trial. *JAMA Internal Medicine* [on-line], v. 175, n. 7, p. 1094-1103, 2015.

MARUHASHI, T. *et al.* Effect of hip and gluteal muscle stretching on stress and anxiety levels in healthy individuals: a randomized controlled trial. *Journal of Physical Therapy Science* [on-line], v. 30, n. 1, p. 47-51, 2018.

MARX, W. *et al.* Nutritional psychiatry: the present state of the evidence. *Proceedings of the Nutrition Society* [on-line], v. 76, n. 4, p. 427-436, 2017.

MAYER, F. S. *et al.* Why is nature beneficial? The role of connectedness to nature. *Environment and Behavior* [on-line], v. 41, n. 5, p. 607-643, 2009.

MCCARTY, M. F.; DI NICOLO, V. A. Capsaicin may have important potential for promoting vascular and metabolic health. *Open Heart*, v. 1, n. 1, p. e000262, 2014.

MCEWEN, B. S. Brain on stress: how the social environment gets under the skin. *Proceedings of the National Academy of Sciences* [on-line], v. 109, sup. 2, p. 17180-17185, 2012.

MENANDRO. *O sono é um bálsamo curador para todos os males.* Atenas, 342 -291 a. C. Fragmentos traduzidos e publicados em estudos da Comédia Nova.

MICKLEBOROUGH, T. D. *et al.* Omega-3 polyunsaturated fatty acids in physical performance optimization. *International Journal of Sport Nutrition and Exercise Metabolism* [on-line], v. 23, n. 1, p. 83-96, 2013.

MINISTÉRIO DO TRABALHO E EMPREGO. Norma Regulamentadora NR-17: ergonomia. *Norma Regulamentadora no. 17 (NR-17)*, 2020. Disponível em: https://www.gov.br/trabalho-e-emprego/pt-br/acesso-a-informacao/participacao-social/conselhos-e-orgaos-colegiados/comissao-tripartite-partitaria-permanente/normas-regulamentadora/normas-regulamentadoras-vigentes/norma-regulamentadora-no-17-nr-17. Acesso em: 26 mar. 2024.

MOAYYEDI, P. *et al.* The efficacy of probiotics in the treatment of irritable bowel syndrome: a systematic review. *Gut* [on-line], v. 59, n. 3, p. 325-332, 2010.

MORIN, C. M. *et al.* Epidemiology of insomnia: prevalence, self-help treatments, consultations, and determinants of help-seeking behaviors. *Sleep Medicine* [on-line], v. 7, n. 2, p. 123-130, 2006.

MURAKAMI, K.; MIYAZAKI, T.; SASAKI, S. Dietary folate, magnesium, and depressive symptoms in young Japanese women. *Nutrition*, v. 57, p. 67-73, 2019.

MURPHY, J. *O poder do subconsciente*. São Paulo: BestSeller, 2016.

NAKANO, J. *et al.* Effects of neck stretching on muscle hardness and stress on the autonomic nervous system. *Journal of Physical Therapy Science* [on-line], v. 27, n. 8, p. 2505-2508, 2015.

NEAL, D. T. *et al.* How do habits guide behavior? Perceived and actual triggers of habits in daily life. *Journal of Experimental Social Psychology* [on-line], v. 48, n. 2, p. 492-498, 2012.

NEDEL, N. L.; SILVA, D. A. O. Evidências científicas disponíveis acerca da relação da ansiedade e depressão nos casos de síndrome do intestino irritável. *Revista Remecs*, v. 9, n. 15, p. 147-155, 2024.

NESSE, R. M. Evolutionary psychology and mental health. *In*: BUSS, D. M. (Ed.). *The handbook of evolutionary psychology*. Nova Jersey: John Wiley & Sons, Inc, 2015. p. 903-927.

NG, M.; NATARAJAN, A.; MILLER, G. E. Legumes and mental health: the impact of dietary patterns on mood stabilization. *Nutrition Reviews*, v. 75, n. 12, p. 915-924, 2017.

NYBOE, L. *et al.* Physical activity, smoking, and obesity as risk factors for lower urinary tract symptoms in middle-aged and older men: a population-based study. *European Urology* [on-line], v. 57, n. 2, p. 379-386, 2010.

O'DONNELL, M. P.; TAN, W.; FISCHER, M. Avocado consumption and cognitive health: effects on brain health and mood in adults. *Journal of Nutritional Biochemistry*, v. 47, p. 103-110, 2017.

OPIE, R. S. *et al.* Dietary recommendations for the prevention of depression. *Nutritional Neuroscience* [on-line], v. 20, n. 3, p. 161-171, 2017.

OPIE, R. S. *et al.* The efficacy of cognitive behavioral therapy: a review of meta-analyses. *Cognitive Therapy and Research* [on-line], v. 41, n. 3, p. 215-226, 2017.

PALAGINI, L. *et al.* REM Sleep dysregulation in depression: state of the art. *Sleep Medicine Reviews* [on-line], v. 17, n. 5, p. 377-390, 2013.

PANDIT, A. *et al. Role of mitochondrial dynamics in liver diseases*. Liver International, v. 39, n. 1, p. 89-101, 2019.

PAPPENS, M. *et al.* Resting heart rate variability as a biomarker of generalized anxiety disorder. *Journal of Psychiatry Research*, v. 68, p. 169-176, 2015.

PASE, M. P. *et al.* The effects of chocolate consumption on mood: A systematic review and meta-analysis. *Nutrients*, v. 5, n. 3, p. 874-889, 2013.

PAVAN, A. R. *et al.* Antioxidants in the diet and their impact on human health. *Inflammation & Allergy - Drug Targets* [on-line], v. 12, n. 4, p. 261-277, 2013.

PENCKOFER, S.; BEIDLER, E.; SHAVER, J.; MICKA, A. Vitamin D and depression: where is all the sunshine? *Issues in Mental Health Nursing*, v. 31, n. 6, p. 385-393, 2010.

PERCIAVALLE, V. *et al.* The role of deep breathing on stress. *Respiratory Physiology & Neurobiology*, v. 244, p. 66-72, 2017. Disponível em: https://doi.org/10.1016/j.resp.2017.03.009. Acesso em: 17 maio 2023.

PERLMUTTER, D.; LOBERG, K. *Amigos da mente:* um plano inovador para combater a ansiedade, a depressão e outros transtornos emocionais enquanto fortalece sua saúde mental. Rio de Janeiro: Objetiva, 2015.

PERT, C. *Conexão corpo, mente e espírito*. São Paulo: Butterfly, 2007.

PILCHER, J. J.; HUFFCUTT, A. I. Effects of sleep deprivation on performance: a meta-analysis. *Sleep*, v. 20, n. 5, p. 317-326, 1997.

PILCHER, J. J.; LAMBERT, B. J.; HUFFCUTT, A. I. Differential effects of permanent and rotating shifts on self-report sleep length: a meta-analytic review. *Sleep* [on-line], v. 23, n. 2, p. 155-163, 2000.

PISCHKE, C. R. *et al.* The effects of food-related environmental cues on dietary choices: a systematic review and meta-analysis of studies in experimental settings. *Appetite* [on-line], v. 67, p. 359-372, 2013.

POWER, M. C. *et al.* The relation between past exposure to fine particulate air pollution and prevalent anxiety: observational cohort study. *BMJ* [on-line], v. 350, p. h1111, 2015.

POWER, M. C. *et al.* The relation between air pollution and obesity: a longitudinal analysis in the Nurses' Health Study (NHS) and NHS II cohorts. *Environmental Health Perspectives* [on-line], v. 123, n. 10, p. 1013-1021, 2015.

PUBLICAÇÃO indica propriedades medicinais da canela. *Museu Paraense Emílio Goeldi*, 20 set. 2023. Disponível em: https://www.gov.br/museugoeldi/pt-br/arquivos/noticias/publicacao-indica-propriedades-medicinais-da-canela. Acesso em: 13 dez. 2024.

RAJAGOPALAN, S. *et al.* The emerging role of environmental pollutants in cardiovascular disease. *Cardiovascular Toxicology* [on-line], v. 18, n. 6, p. 525-539, 2018.

RAJENDRAN, R. *et al.* Mitochondria and lung function in health and disease. *Thorax*, v. 68, n. 11, p. 1012-1017, 2013.

REED, J. *et al.* Morning exercise improves sleep patterns in individuals with depression. *Journal of Clinical Psychiatry* [on-line], v. 76, n. 3, p. e319-e325, 2015.

RETHORST, C. D. *et al.* The antidepressive effects of exercise: a meta-analysis of randomized trials. *Sports Medicine* [on-line], v. 39, n. 6, p. 491-511, 2009.

RIEMANN, D. *et al.* The hyperarousal model of insomnia: a review of the concept and its evidence. *Sleep Medicine Reviews* [on-line], v. 14, n. 1, p. 19-31, 2010.

RIEMANN, D. *et al.* The neurobiology, investigation, and treatment of chronic insomnia. *The Lancet Neurology*, Londres, v. 14, n. 5, p. 547-558, 2015.

RITT, T. W.; LANGOWSKI, J. K. O papel da microbiota intestinal na saúde humana e nas doenças. *Acta Gastroenterológica Latinoamericana*, v. 50, n. 3, p. 230-237, 2020.

ROSENBERG, S. *O poder curativo do nervo vago*: exercícios para combater a ansiedade, a depressão, os traumas e as fobias. Trad. Rita Carvalho e Guerra. 1. ed. São Paulo: Nascente, 2021. 287 p. [16] p. il. ISBN 978-989-564-360-8.

ROSS, G. *Do trauma à cura*. São Paulo: Summus Editorial, 2014.

SÁNCHEZ-VILLEGAS, A. *et al.* Association of the mediterranean dietary pattern with the incidence of depression: the Seguimiento Universidad de Navarra/University of Navarra Follow-Up (SUN) cohort. *Archives of General Psychiatry* [on-line], v. 66, n. 10, p. 1090-1098, 2009.

SALGADO, A. *Saúde integral*: fisioterapia corpo e mente. São Paulo: Andreoli, 2020.

SARRIS, J. *et al.* Nutritional medicine as mainstream in psychiatry. *The Lancet Psychiatry*, Londres, v. 2, n. 3, p. 271-274, 2015.

SATEIA, M. J. *et al.* Clinical practice guideline for the pharmacologic treatment of chronic insomnia in adults: an American Academy of Sleep Medicine clinical practice guideline. *Journal of Clinical Sleep Medicine*, v. 10, n. 7, p. 875-880, 2014.

SATHYANARAYANA RAO, T. S. *et al.* Understanding nutrition, depression, and mental illnesses. *Indian Journal of Psychiatry*, Nova Deli, v. 50, n. 2, p. 77-82, 2008.

SCARMEAS, N. *et al.* Mediterranean diet and mild cognitive impairment. *Archives of Neurology* [on-line], v. 66, n. 2, p. 216-225, 2009.

SCHACTER, D. L. *Searching for memory*: the brain, the mind, and the past. Nova Iorque: Basic Books, 1996.

SCHOPFLÖCHER, D. *et al.* Nutrition and chronic pain: implications for rehabilitation. *Pain Research & Management* [on-line], v. 16, n. 3, p. 195-204, 2011.

SCHREIER, H. M. *et al.* Ambient air pollution exposure and full-scale IQ at age 4. *Pediatric Annals* [on-line], v. 35, n. 11, p. 783-790, 2006.

SCHUCH, F. B. *et al.* Exercise for depression in older adults: a meta-analysis of randomized controlled trials adjusting for publication bias. *Revista Brasileira de Psiquiatria*, São Paulo, v. 38, n. 3, p. 247-254, 2016.

SCHUCH, F. B. *et al.* Exercise in treatment and prevention of depression: systematic review and meta-analysis of randomized controlled trials. *British Journal of Psychiatry*, Londres, v. 208, n. 2, p. 121-128, 2016.

SCHWINGSCHAKL, L. *et al.* The mediterranean diet and incidence of hypertension: a systematic review and meta-analysis of randomized controlled trials. *Journal of the American College of Cardiology* [on-line], v. 69, n. 22, p. 2887-2897, 2017.

SEGERSTROM, S. C.; MILLER, G. E. Psychological stress and the human immune system: a meta-analytic study of 30 years of inquiry. *Psychological Bulletin* [on-line], v. 130, n. 4, p. 601-630, 2004.

SERAFINI, M.; TESTA, M. F.; WISMER, W. W. Red wine, moderate alcohol consumption, and the gut microbiota: a review. *Critical Reviews in Food Science and Nutrition*, v. 57, n. 7, p. 1432-1445, 2017.

SERFATY, S. *et al.* The efficacy of melatonin supplements in reducing anxiety symptoms in patients with generalized anxiety disorder: a preliminary study. *Journal of Anxiety Disorders*, v. 82, p. 1-8, 2021.

SHARMA, A. *et al.* Mindfulness-based interventions for the treatment of depressive rumination: systematic review and meta-analysis. *Behavior Therapy* [on-line], v. 51, n. 5, p. 617-631, 2020.

SMITS, J. A. *et al.* The efficacy of acute exercise on depressive symptoms: a meta-analysis. *Journal of Behavioral Medicine* [on-line], v. 35, n. 6, p. 587-596, 2012.

SOLTANI, S. *et al.* The association between dietary inflammatory index and risk of colorectal cancer among postmenopausal women: results from the women's health initiative. *Journal of the Academy of Nutrition and Dietetics* [on-line], v. 117, n. 6, p. 831-843, 2017.

SPIEGEL, K. *et al.* Sleep loss: a novel risk factor for insulin resistance and type 2 diabetes. *Journal of Applied Physiology*, v. 99, n. 5, p. 2008-2019, 2005.

STROMSWOLD, M.; HASKELL, W. L. Vitamin B12 deficiency in elderly people: effects of atrophic gastritis and bacterial overgrowth on vitamin absorption. *Journal of Nutrition and Aging*, v. 17, n. 4, p. 25-32, 2008.

SQUIRE, L. R.; KANDEL, E. R. *Memory*: from mind to molecules. Nova Iorque: Scientific American Library, 1999.

STATHOPOULOU, G. *et al.* Exercise interventions for mental health: A quantitative and qualitative review. *Clinical Psychology: Science and Practice* [on-line], v. 13, n. 2, p. 179-193, 2006.

STAUGAARD-JONES, J. A. *O músculo PSOAS*. São Paulo: Manole, 2018.

STONE, K. L. *et al.* Self-reported sleep and nap habits and risk of falls and fractures in older women: the study of osteoporotic fractures. *Journal of the American Geriatrics Society*, v. 56, n. 4, p. 604-610, 2008.

STRAK, M. *et al.* Long-term exposure to PM2.5, NO2 and road traffic noise and asthma incidence in the ELAPSE Project. *Environmental Health Perspectives* [on-line], v. 125, n. 9, p. 097004, 2017.

SUN, X.; HE, Y.; HUANG, C. The role of mitochondrial dysfunction in intestinal diseases. *Journal of Gastroenterology and Hepatology*, v. 35, n. 7, p. 1202-1212, 2020.

TAINIO, M. *et al.* Can air pollution negate the health benefits of cycling and walking? *Preventive Medicine* [on-line], v. 87, p. 233-236, 2017.

TANG, Y. Y. *et al.* Mechanisms of white matter changes induced by meditation. *Proceedings of the National Academy of Sciences* [on-line], v. 111, n. 6, p. 823-828, 2014.

TANG, Y. Y. *et al.* The neuroscience of mindfulness meditation. *Nature Reviews Neuroscience* [on-line], v. 16, n. 4, p. 213-225, 2015.

TANNAHILL, G. M. *et al.* Succinate is an inflammatory signal that induces IL-1β through HIF-1α. Nature, v. 496, n. 7444, p. 238-242, 2013.

TAYLOR, D. J. *et al.* Epidemiology of insomnia, depression, and anxiety. *Sleep*, v. 28, n. 11, p. 1457-1464, 2005.

TELLES, S. *et al.* Effect of one week of yoga on function and anxiety in institutionalized older adults. *International Journal of Yoga* [on-line], v. 6, n. 2, p. 78-81, 2013.

TOLEDO, E. *et al.* Mediterranean diet and invasive breast cancer risk among women at high cardiovascular risk in the PREDIMED trial: a randomized clinical trial. *JAMA Internal Medicine* [on-line], v. 175, n. 11, p. 1752-1760, 2015.

TULVING, E. *Elements of episodic memory*. Oxford: Oxford University Press, 1983.

UNNO, T. *et al.* L-theanine and catechins in green tea: effects on mood and relaxation. *Nutritional Neuroscience*, v. 20, n. 6, p. 327-333, 2017.

VAN DER KOLK, B. A. *The body keeps the score*: brain, mind, and body in the healing of trauma. Londres: Penguin Books, 2015.

VANDER, A. J.; SHERMAN, J. H.; LUCIANO, D. S. *Fisiologia humana*. Porto Alegre: Artmed, 2014.

VEEHOF, M. M. *et al.* Acceptance-based interventions for the treatment of chronic pain: a systematic review and meta-analysis. *Pain* [on-line], v. 157, n. 11, p. 2428-2441, 2016.

VOHS, K. D. *et al.* The psychological consequences of money. *Science* [on-line], v. 314, n. 5802, p. 1154-1156, 2014.

WEIL, P. *O corpo fala*. São Paulo: Vozes, 2015.

WILLIAMSON, A. M.; FEYER, A. M. Moderate sleep deprivation produces impairments in cognitive and motor performance equivalent to legally prescribed levels of alcohol intoxication. *Occupational and Environmental Medicine*, v. 57, n. 10, p. 649-655, 2000.

WOOD, W.; RÜNGER, D. Psychology of habit. *Annual Review of Psychology* [on-line], v. 67, p. 289-314, 2016.

ZEIDAN, F. *et al.* Mindfulness meditation improves cognition: evidence of brief mental training. *Consciousness and Cognition* [on-line], v. 19, n. 2, p. 597-605, 2012.

ZENG, L. N. *et al.* The effects of probiotics on depressive symptoms in humans: a systematic review and meta-analysis. *Nutrients* [on-line], v. 11, n. 6, p. 1-17, 2019.

ZHOU, Q. *et al.* Role of probiotics in relieving the symptoms of irritable bowel syndrome. *International Journal of Molecular Sciences* [on-line], v. 21, n. 21, p. 1-14, 2020.